イライラしない、怒らない

ADHDの人のための アンガーマネジメント

Anger Management

NPO法人えじそんくらぶ代表
高山恵子［監修］

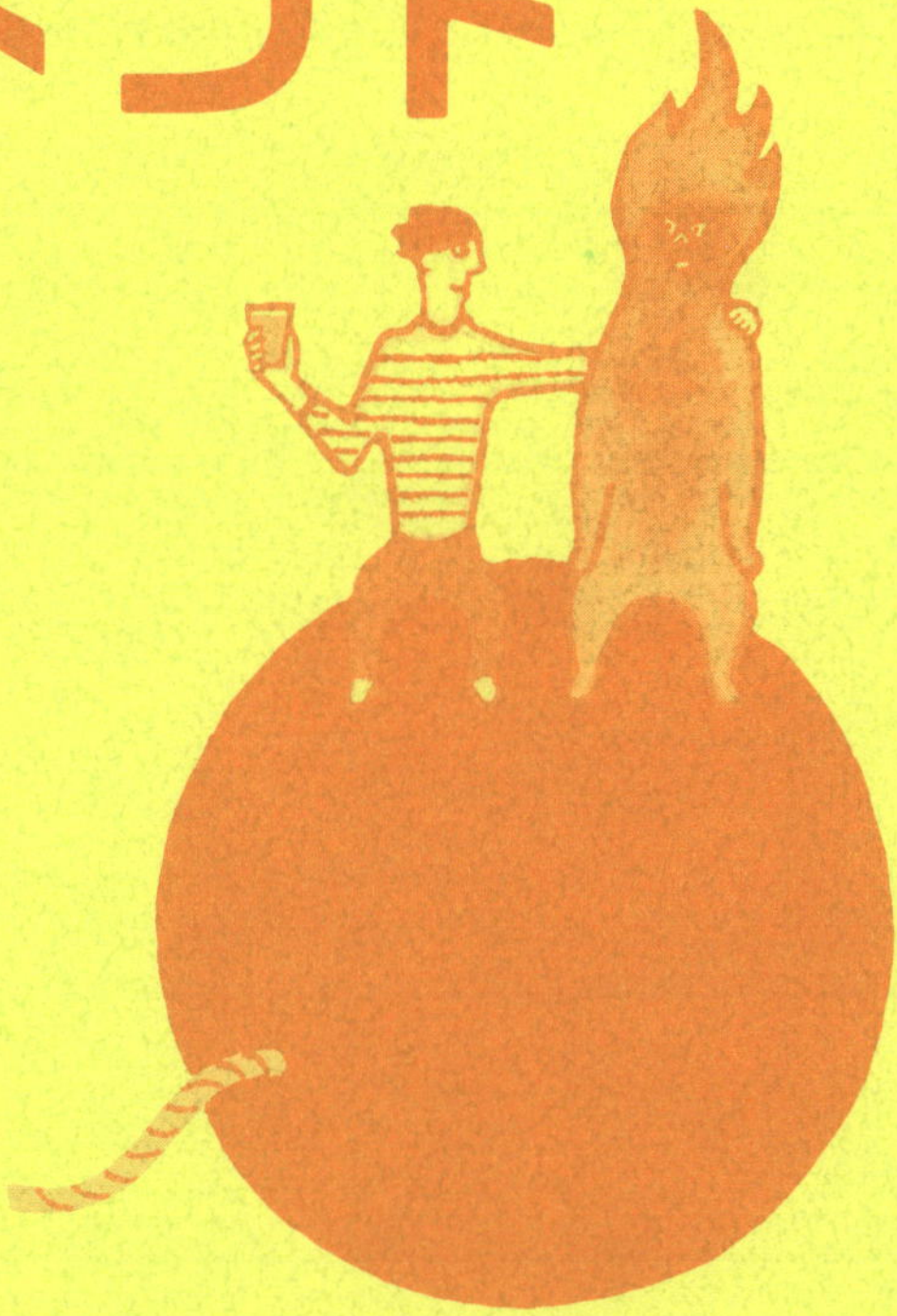

健康ライブラリー
スペシャル
講談社

まえがき

怒りを爆発させて大失敗！　そんな体験、皆様にもあるかと思います。

私は、自分にＡＤＨＤ（注意欠陥多動性障害）があることがわかるまで、人が簡単にできることができない自分への怒り、叱責する周囲の人への怒りで、いつもイライラしていました。ですから、怒りのあとの罪悪感や無能感、そして体力の消耗がよくわかります。

皆様にまずお伝えしたいのは、「怒りはあなた自身ではない」ということです。大切なのは、「怒りという感情」と「あなた自身」を分離すること。「自分は今怒っている」と気づくことで、感情とあなた自身は少し分離されます。そのためには呼吸の乱れや体の変化に気づくことが大切です。怒りの感情や思考から離れ、体がリラックスモードになると、心が落ち着くのです。

怒りはあなたとあなたの大切な人との幸せな時をむしばむということを深く理解しましょう。自分や相手の怒りを受け流すことができると、人生はずいぶん楽になります。

怒りの感情がわくのは自然なことです。大切なのは、怒りがわき上がったあとの言動をコントロールすること。また、私たちは想定外のことが起こると、怒りのスイッチが入りやすくなります。ですから「思いどおりにならないのが人生」ととらえ、予定どおりにいかない、期待どおりにいかないことを想定内にすることで、あなたの怒りの感情は激減するでしょう。

本書は、ＡＤＨＤのある方を中心に、怒りのコントロールをして幸せになりたいと思う方々、ご家族や支援者の方々のためにさまざまな方法をご紹介しています。人によって有効な方法はちがいます。ぜひご自分に合った方法をみつけて、怒りと上手に付き合っていただきたいと思います。そして、皆様のハッピーな時間が一秒でも長くなることを心から望んでいます。

NPO法人えじそんくらぶ代表
高山　恵子

イライラしない、怒らない ADHDの人のためのアンガーマネジメント

もくじ

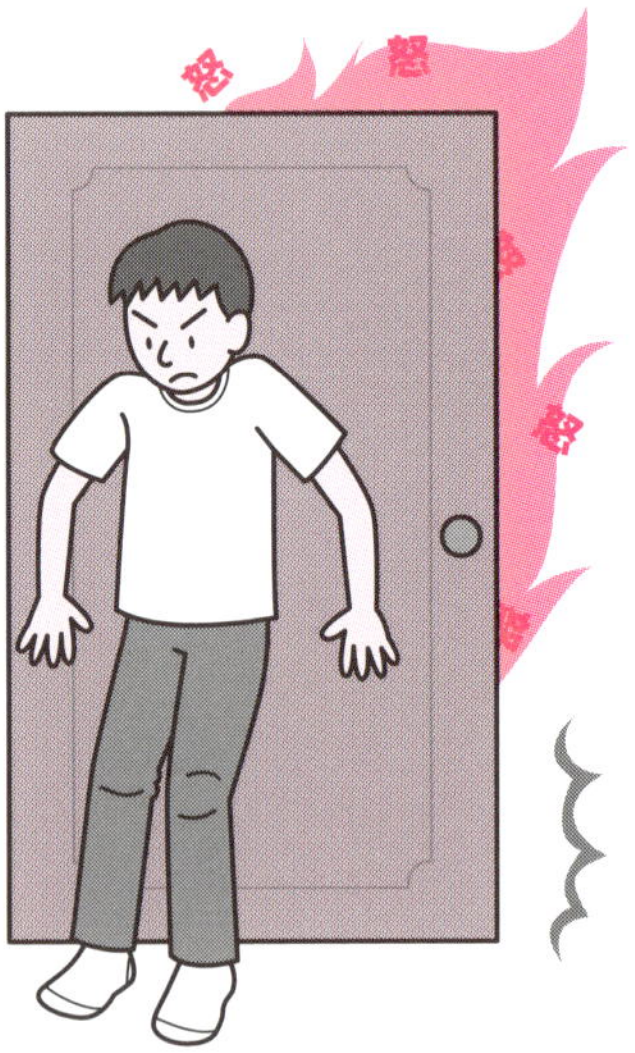

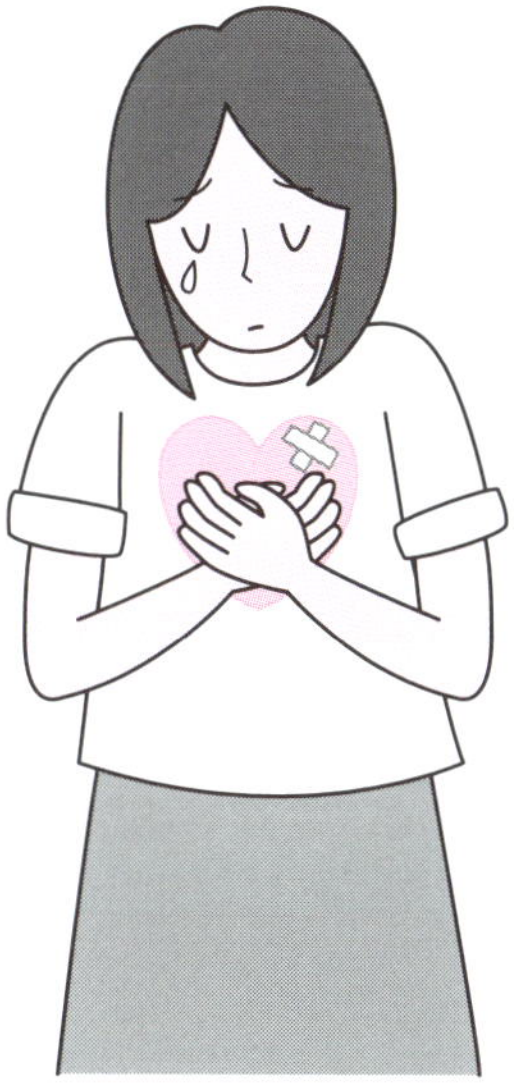

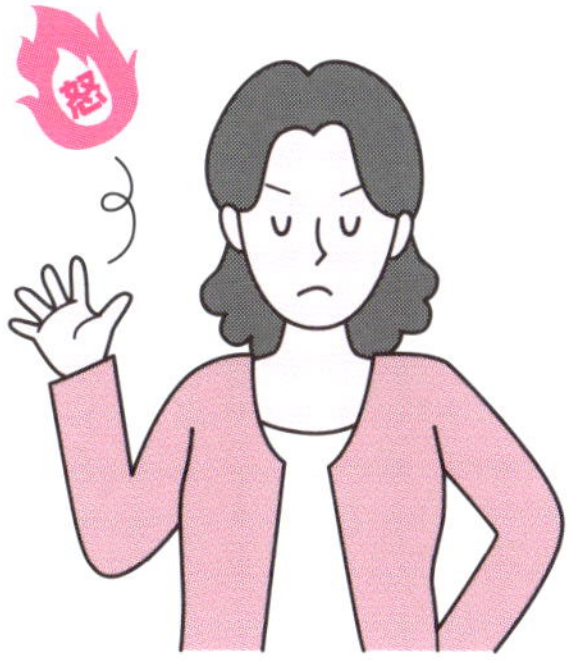
怒

できごと が 怒り になるまで

なぜあなたは怒るのでしょうか。

「同僚が自分の悪口を言ったから」

「相手が先に突っかかってきたから」……

怒りの原因は周囲だけにあるのでしょうか？

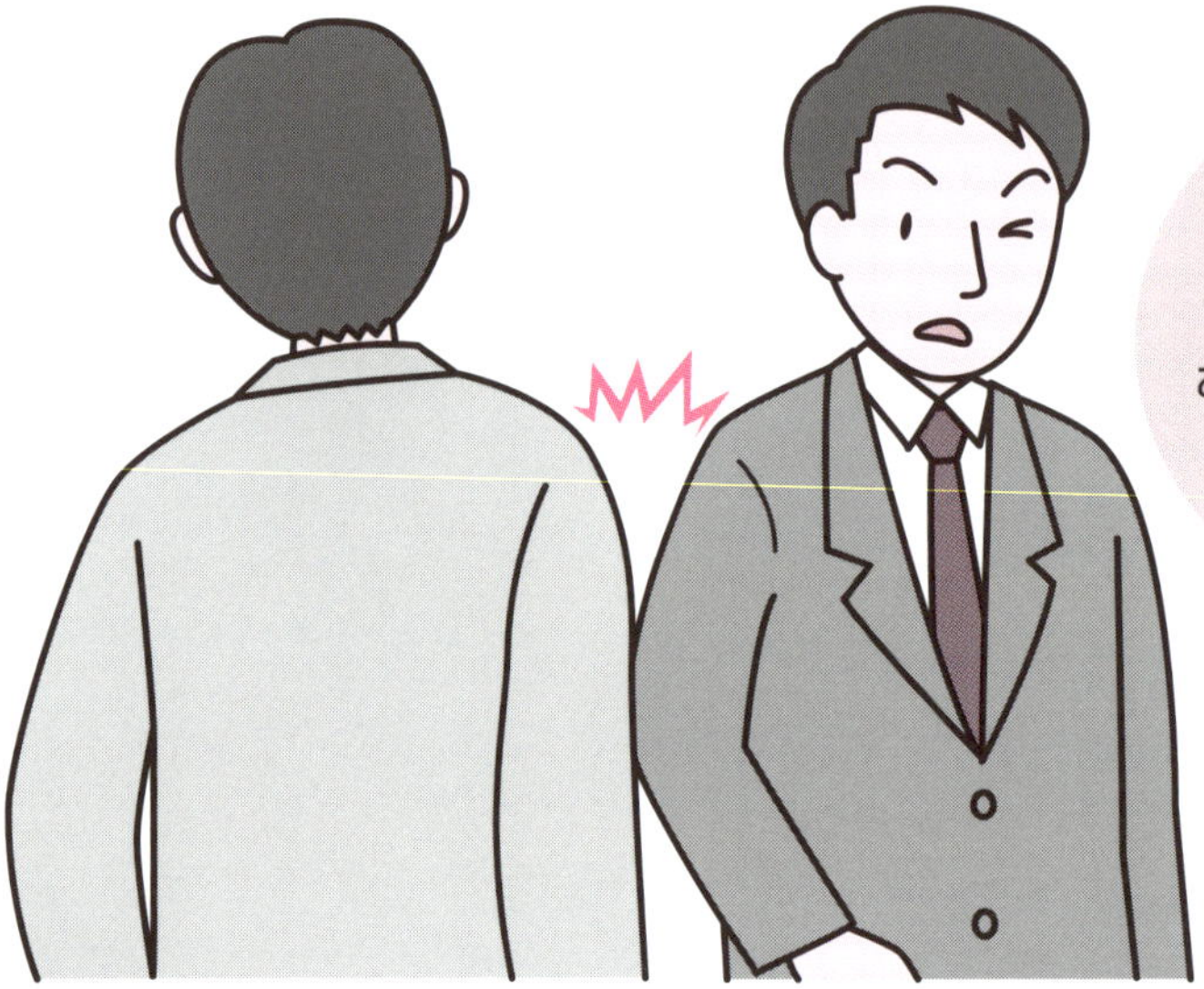

できごと

歩いていたら、人とぶつかった

あなたはまっすぐ歩いていたのに、向こうから来た人がぶつかってきました。かなりの勢いで、肩が痛むほどでした。

そのとき

相手が先に謝ってきた

すぐに「ごめんなさい」と謝ってくれたので、こちらも「こちらこそ、すみません」と謝った

自分が上機嫌だった

「仕事がうまくいってオフィスに帰るところだった」「遊びに行く途中だった」など、気持ちが安定していた

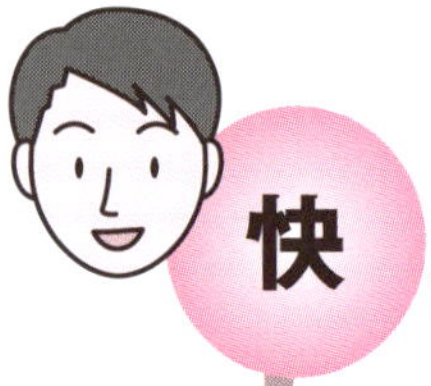

「できごと」のまま終わる

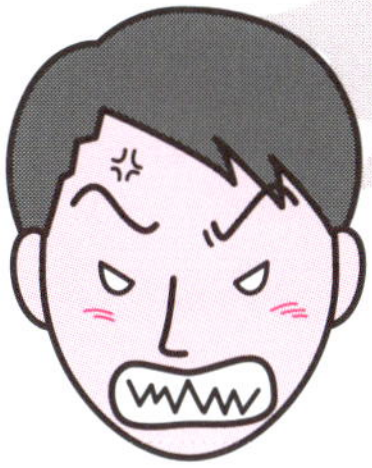

大爆発

「痛い!」「気をつけろよ!」
など、声を荒らげて怒りを
あらわにした。

怒り

不快になったら一瞬にして攻撃に転じ、怒りを爆発させる

攻撃

怒りのスイッチが入ってしまう

ぶつかったら謝るのが当然だと信じていると、相手が謝らないとイラッとします。ADHD では衝動的に怒りのスイッチが入りやすいのです。その怒りが、相手に対する攻撃になることがあります。これは、自分の存在を守ろうとしての行動です。

価値観の否定

誰でもいろいろな価値観をもっている。価値観が否定されたと感じるとき、自分が否定されたと感じ、怒りにつながる。

不快

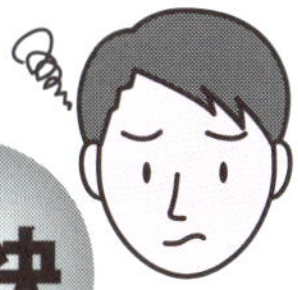

怒りの爆発は、周囲の人やできごとによって引き起こされるのではありません。自分のとらえ方や考え方……つまり、自分自身がつくりだすのです。

そのとき

相手があなたを無視した

こちらにまったく注意もはらわず、
見もしないで無言のまま
立ち去っていった

相手があなたをにらんで舌打ちした

まるでこちらが悪いと責めるかの
ように、厳しいまなざしを向け、
「チッ」と舌打ちして
去っていった

逃げる

不快に感じても言いたいことをがまんする。でも心のなかに怒りがくすぶっていると、がまんした怒りは消えずに、その後爆発することもある

怒りについて知り、自分の特性とADHDについて知ることが、アンガーマネジメントにつながる

ADHDがあると、感情をコントロールするのがむずかしい場合があります。そのため、怒りを爆発させて、なんらかの失敗をした経験があるかもしれません。

怒りのメカニズムを知り、ADHDの特性を正しく知れば、自分に合った対処法がとれるようになります。怒りのコントロール方法を学ぶだけではなく、自分を知ることが、アンガーマネジメントにつながるのです。

これは、ADHDのない人にも、応用できることです。

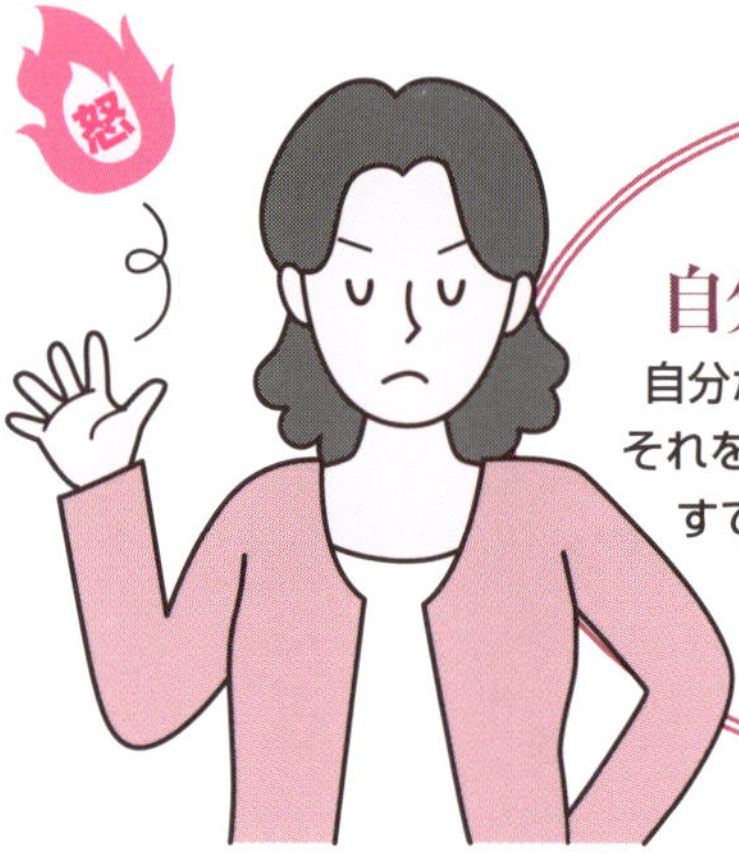

「怒りっぽい自分を変えたい」

自分が怒りやすいと気づき、それを変えたいと思ったとき、すでにあなたのアンガーマネジメントは始まっています。

自分について知る

ADHDの特性は一律ではありません。自分がどういったタイプかを知り、その特性に合った対処のしかたを知りましょう。

特性を生かす

状況や場合によっては生かすことができる特性もあります。

自分に合う方法をみつける

第４章で、いくつかのやり方を紹介しています。そのなかからできそうなものを実践しましょう。やがて怒りにくくなった自分を発見できるはずです。

ただし

怒りはじめたら

大爆発させないよう応急処置が必要！
→第１章

ストレス対策も

ストレスは怒りを大きくさせます。ためないこと
→第５章

1

ADHDの、怒りを大爆発させない応急処置

カッと頭に血がのぼる、突然わき上がる強い怒り……。
今、まさに「ここにある怒り」をそれ以上大きくしない、
大爆発させないための、とっさの対処法を紹介します。

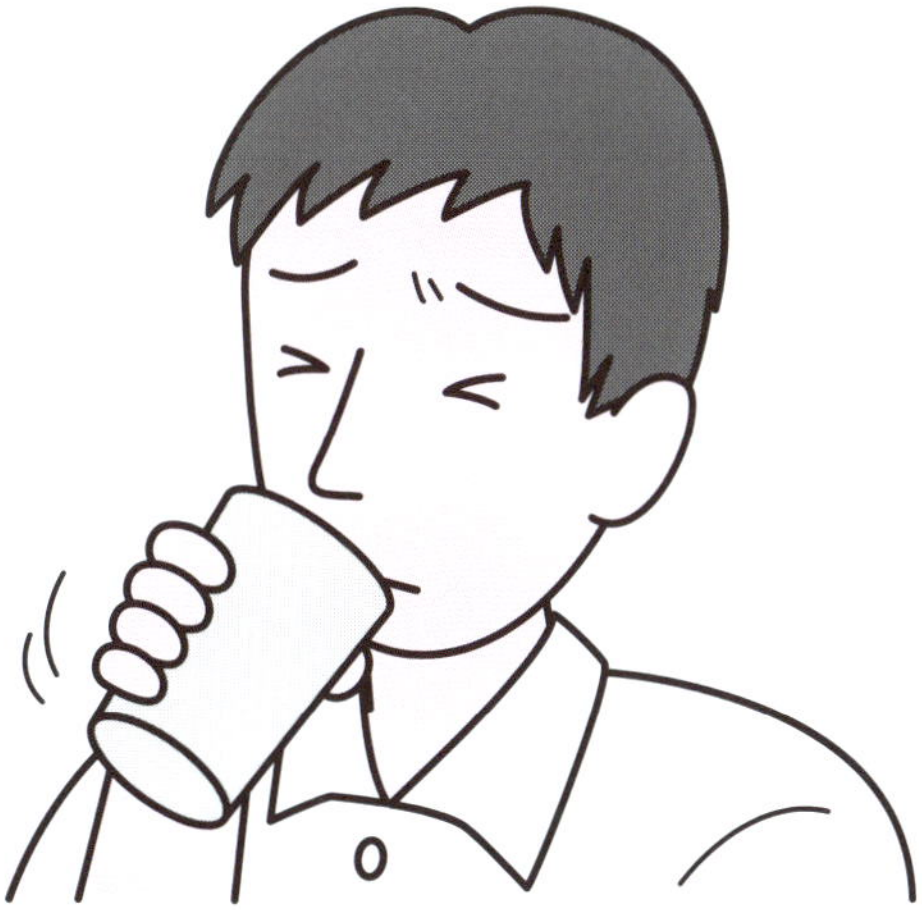

◆最初が勝負

怒りに気づいたら、六秒数える

怒りは爆発する前に手をうつことが肝心です。自分が「怒っている」のに気づくことは、アンガーマネジメントの第一歩。サインが現れた段階で気づけば、それだけ早く対処できます。

怒りのコントロールは六秒がカギ

心の緊張が高まると、呼吸が浅くなるなどの体の反応（怒りのサイン）が起こります。最初の反応をすぐにキャッチすれば、それだけ早く、怒りをしずめる行動がとれます。

その行動はなるべく早くとりはじめましょう。怒りは六秒間がまんすると治まってくるといわれています。ですから、最初の六秒間をどのように使うかが、アンガーマネジメントのポイントです。

怒りのもととなったできごとについてあれこれ考えてしまうと、どんどん怒りはふくらみます。それは、怒りの炎にどんどん燃料をくべるようなもの。怒り以外に集中することが、怒りによる失敗を防ぎます。

怒りのサインをキャッチする

「カッ」とすると、体はすぐに反応します。そのサインに気づきましょう。カッとすることじたいは止められなくても、大爆発させないように行動することは、間に合います。

主なサイン

- 呼吸が止まる
- 呼吸が浅くなる
- 頭がまっ白になる
- 顔がカッと熱くなる
- 動悸がする

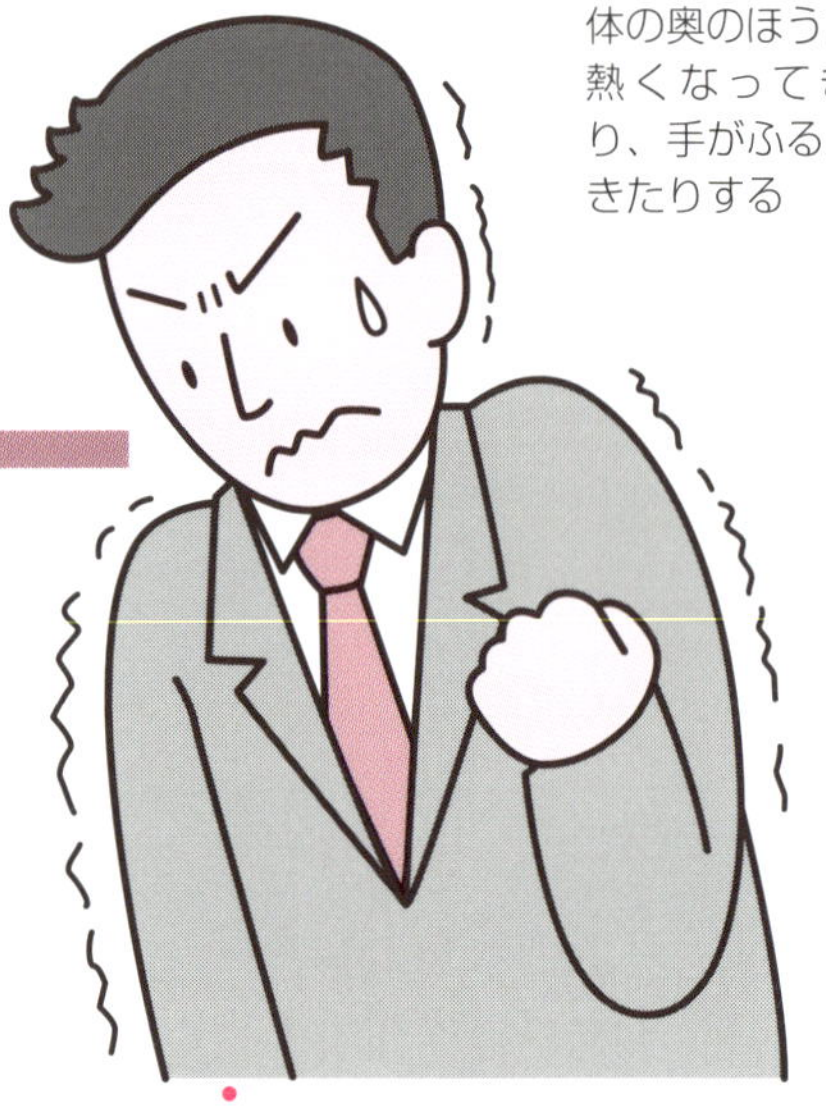

体の奥のほうから熱くなってきたり、手がふるえてきたりする

怒っているときには自分のことはわからないもの。周囲の人にあらかじめ頼んでおき、サインが現れたらひと声かけてもらってもよい。

6つ数える

6秒間を、ただがまんするのは困難です。6つ数えましょう。おでこに手を当てて数えたり、衣服の上から太ももに数字を書きながら数えるのもよいでしょう。

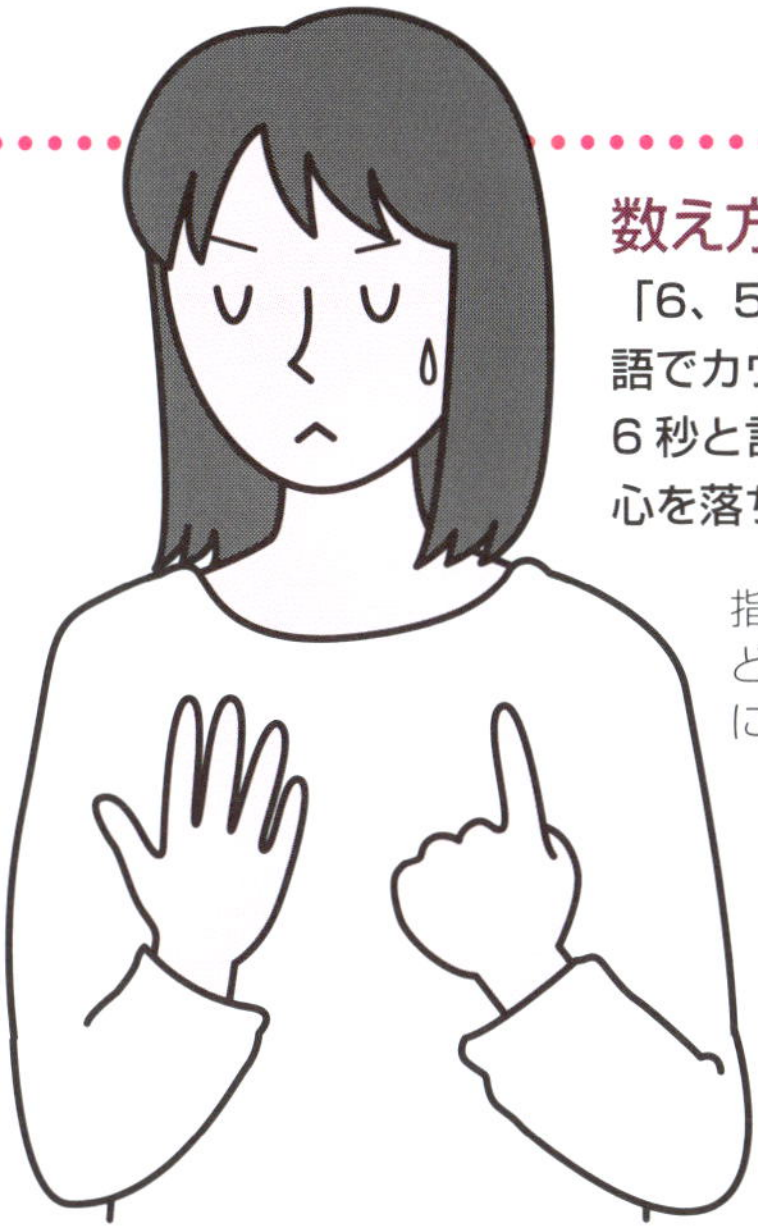

数え方を工夫する

「6、5……」と逆から数えたり、英語でカウントするのもよいでしょう。6秒と言わず、時間をとればとるほど心を落ち着かせる余裕ができます。

指を使って数えるなど、どこかに意識が向くようにするのもよい

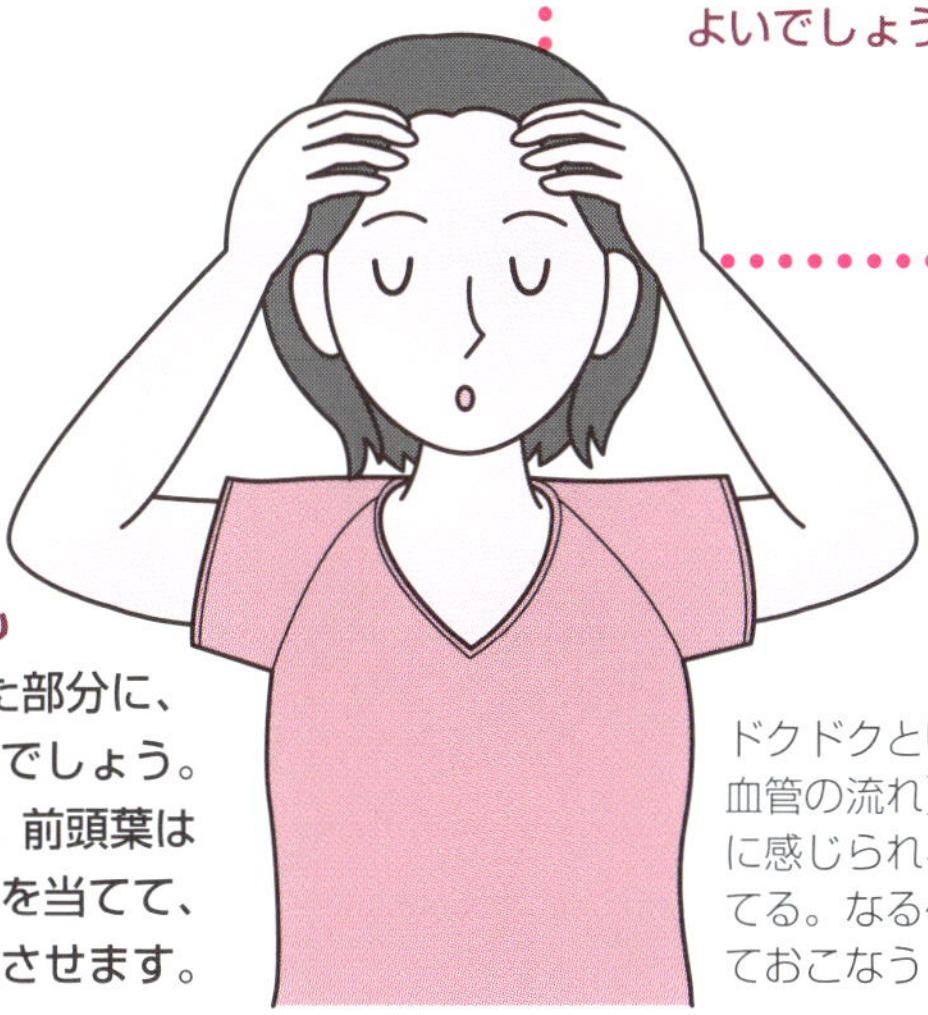

おでこに手を当てて数えても

目の真上、おでこの少し出っ張った部分に、両手を当てながら、6つ数えてもよいでしょう。ここは、脳の「前頭葉」がある部分。前頭葉は感情を制御する働きをしています。手を当てて、血流を促すことで、その働きを活性化させます。

ドクドクという脈（毛細血管の流れ）が左右同じに感じられるまで手を当てる。なるべく目をとじておこなう

そうすると……

怒りが大きくならずに収束する

「カチン」ときても、それ以上怒りが大きくならなければコントロールできます。「怒りに任せて」「怒りに我を忘れて」といった失敗をせずにすみます。

なぜ「六秒」なのか

怒るとき、体の中では「アドレナリン」というホルモンが分泌されています。アドレナリンには体を活発にする作用があり、怒っているときには、まさに「火に油を注ぐ」ように怒りがエスカレートします。

カチンときて、アドレナリンが分泌されても、六秒後にはピークを過ぎるといわれています。応急処置の多くは、この六秒をやりすごすための方法でもあります。

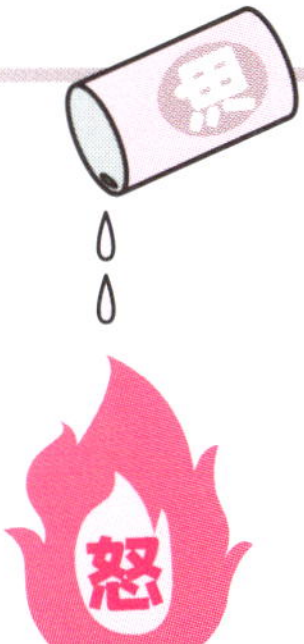

アドレナリンが油のような役目を果たす

◆心のクールダウン

ゆっくり水を飲んで、深呼吸する

怒りを感じたら、水をひと口、ちょっとひと息……。水を飲むことや深呼吸することは、小さな動作ですが、リラックス効果は大。怒りの応急処置として、ぜひ取り入れてください。

水を飲む

ひと呼吸おくことで、心が落ち着いてきます。また、ADHDでは、脳の血流にアンバランスがある場合も。水を飲むことは、脳の血流を改善させる効果も期待できます。リラックス法としてもおすすめです。氷をなめるのも有効です*。

頭を冷やすとは、つまり脳を冷やすことだとイメージして

炎の消火活動にも、水は欠かせない

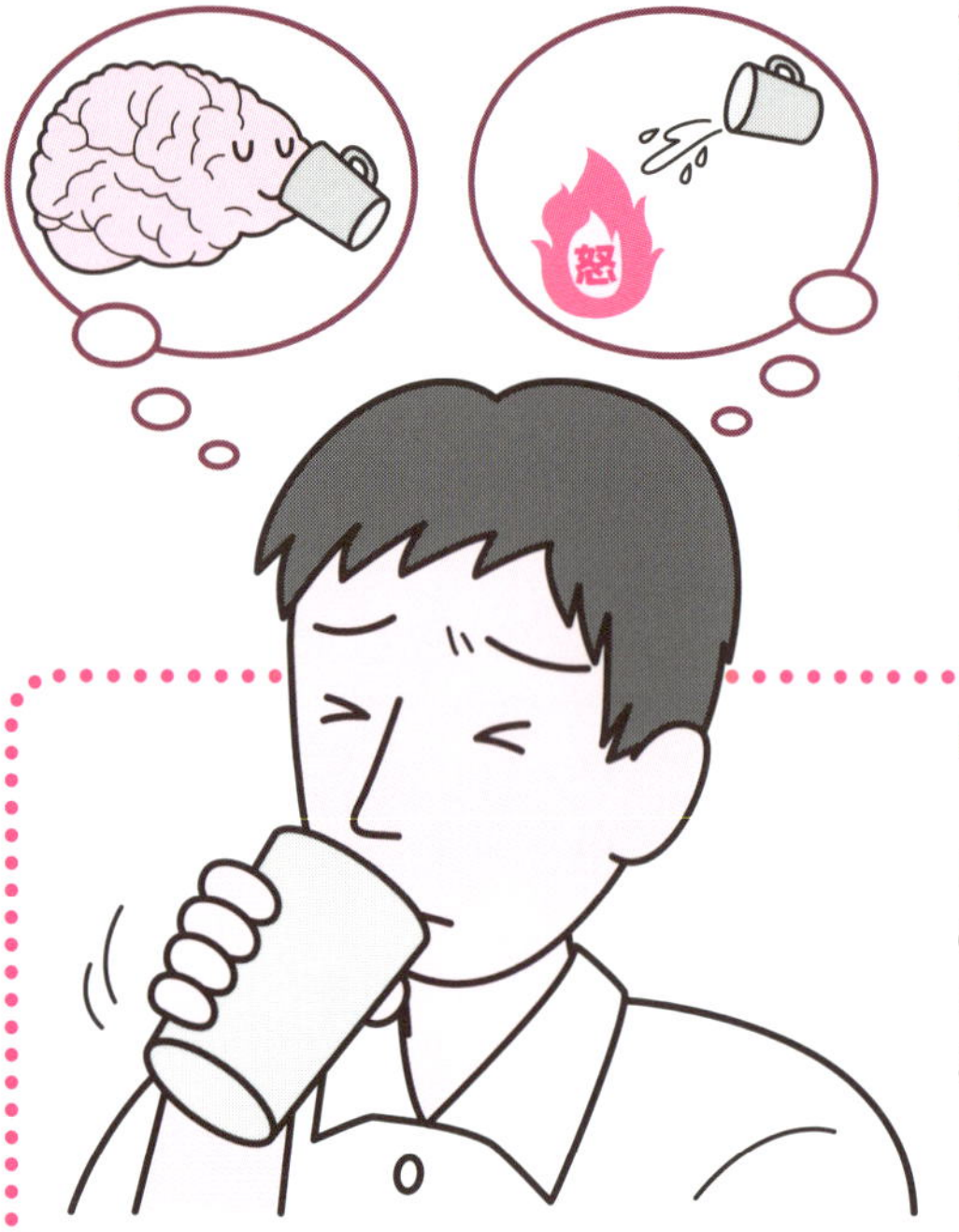

ゆっくり飲む

ゴクゴクとのどを鳴らして飲むよりも、口の中の粘膜からじっくり吸収させるようにゆっくり飲みましょう。

そうすると……

水が体と心にしみわたる

怒りを感じていると、口が乾いたり、アドレナリンの影響で、血流がアンバランスになります。水を飲むと、リラックスと水分補給の相乗効果で、体と心（感情）が安定します。

落ち着くことをイメージする

水は火を消すもの。水を飲むときには、心のなかで燃えている怒りの火をしずめることをイメージするとよいでしょう。

水を飲む間は、怒りから気がそれ、のども心も潤して、ひと息つく時間と余裕が生まれます。

＊小さい子の場合はのどに詰まらせないよう注意。

深呼吸する

深呼吸は、体や心をゆったりとした状態に導く効果があります。怒ったときだけではなく、ふだんからリラックス法として習慣にしておくとよいでしょう。

怒りで乱れた呼吸を整える

心臓がドキドキして、呼吸が浅く速くなる……。これが怒っているときの体の状態です。そこで、呼吸に意識を集中させることで、心と体を怒りの状態から引き戻します。

短く吸って、長く吐く

吐く時間のほうが長くなるよう、４秒吸って、６秒かけて吐きます。数えながら呼吸をすると、呼吸に集中でき、いやなことや怒りなどの雑念を忘れることができます。

息は鼻から吸って
口から吐く

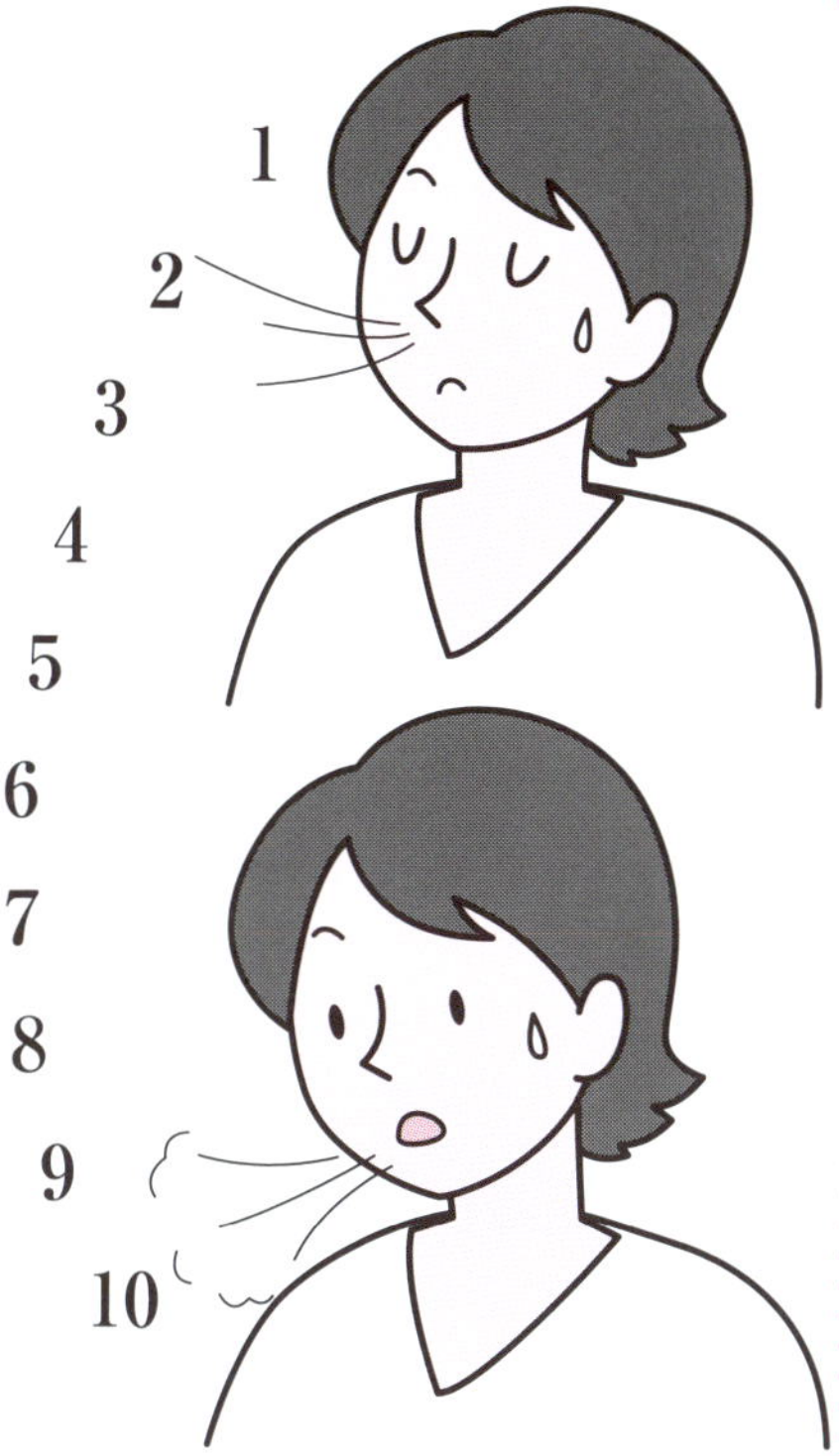

2〜3回くり返す

時間があれば、何度かくり返します。肺から体のすみずみに新しい空気がめぐるイメージです。

そうすると……

呼吸に合わせて体と心がペースダウンする

意識してゆっくりした呼吸をくり返すと、しだいに鼓動もゆっくりになります。体を落ち着かせることで、感情の嵐も少しずつしずまってきます。

深呼吸をするときは姿勢を正して

深呼吸をするときは、背すじを伸ばしておこないます。立っておこなっても座っていてもかまいませんが、まっすぐ姿勢を正すようにしましょう。

ふだんから深呼吸をしよう

深呼吸は怒りを感じたときだけでなく、気づいたときにおこなうとよいでしょう。朝晩に布団の中で、ストレッチをしながらなど、日常に深呼吸を取り入れて、リフレッシュしてください。

◆セルフトーク

心をしずめる言葉を頭のなかで唱える

言葉の力は、自分が思っているよりも強く、たしかなものです。自分に、心が落ち着く言葉をかけましょう。怒りをしずめる言葉をくり返し唱えると、心のなかから怒りを追い出すことができます。

リラックスさせる言葉をくり返す

気持ちを切り替えるために、自分を落ち着かせる言葉を心のなかでくり返し唱えます。ポジティブなイメージに集中することで、怒りが和らぎます。

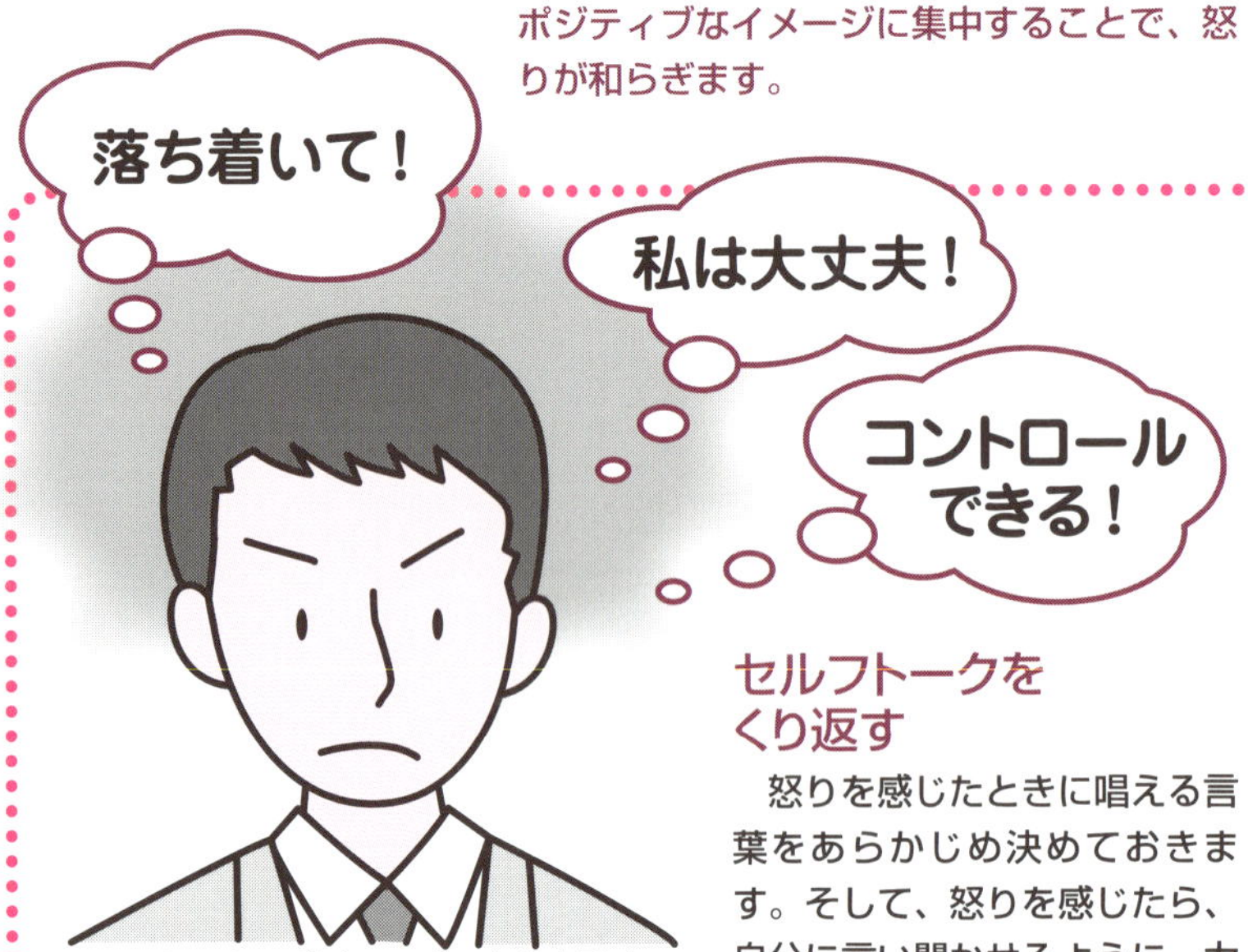

セルフトークはポジティブで自分を励ますような言葉にしよう

セルフトークをくり返す

怒りを感じたときに唱える言葉をあらかじめ決めておきます。そして、怒りを感じたら、自分に言い聞かせるように、力強く唱えます。

言葉が気持ちを変える

怒りを打ち消す前向きな言葉を決めておき、怒りを感じたら、くり返し心のなかで唱えます。短く、簡潔なフレーズでかまいません。大切なのは、しっかりと、何度も唱えること。徐々に気持ちが落ち着いてきます。

そうすると……

怒りから離れ、心が前向きになる

くり返し唱えることで、気持ちが少しずつ言葉の内容に集中していきます。言葉の内容が心にしみていき、気持ちが怒りから切り替わります。

反発心による怒りをしずめる

過度に批判されると、反発して怒りがわいてきます。この怒りをしずめるには、「過度な批判」を冷静に受け止めるためのセルフトークを心のなかで唱えます。

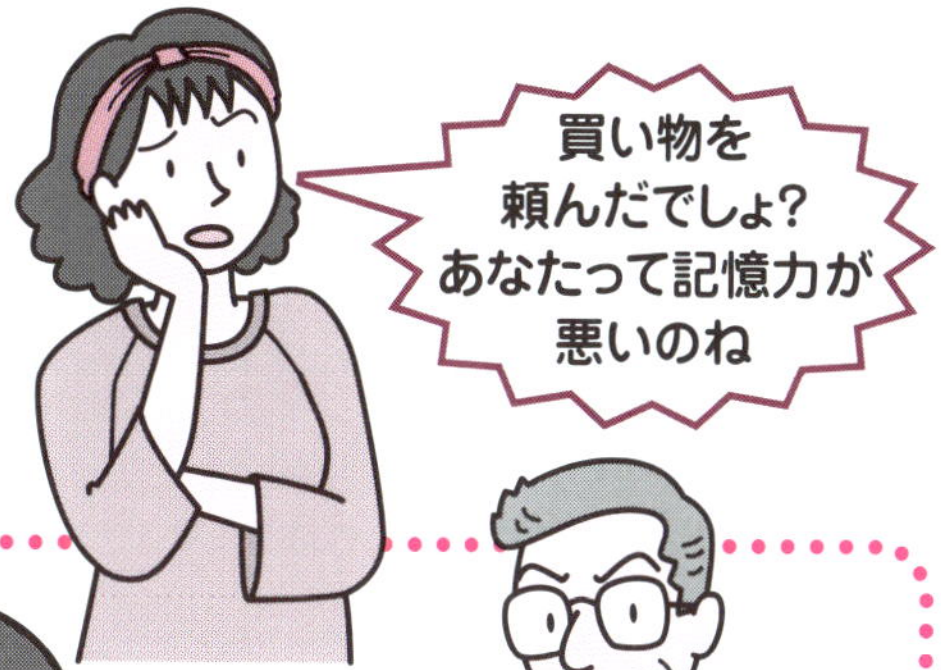
買い物を
頼んだでしょ？
あなたって記憶力が
悪いのね

心のなかで 相手の言葉につけ足す

「あなたは○○だ」という批判的な言葉を、そのまま受け取らないようにしましょう。「誰も悪くない」と心のなかでつけ足します。相手も自分も責めずに、解決策を考えられるようになります。

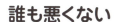

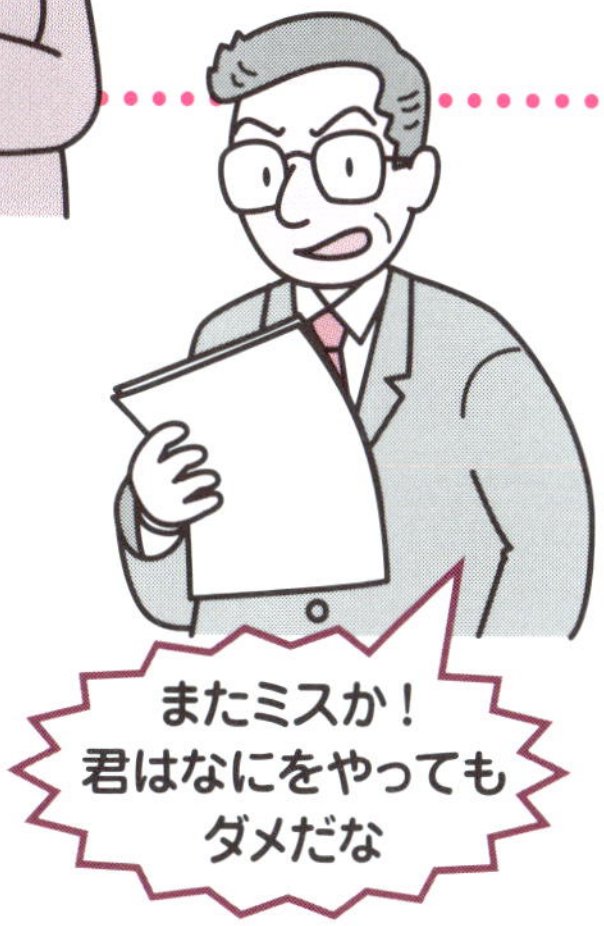
またミスか！
君はなにをやっても
ダメだな

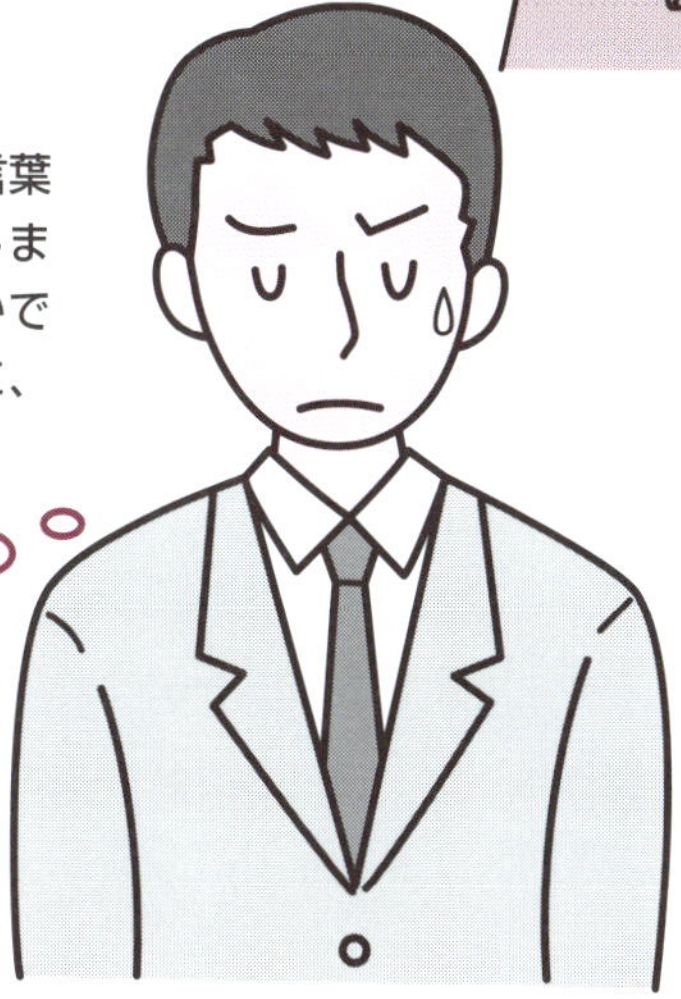

誰も悪くない

自分の言動がＮＧだっただけで、存在を否定されたわけではないと考えよう

そうすると……

冷静さを取り戻し、気持ちを立て直せる

ミスをした事実と、過度の批判（決めつけ）を分けて考えられるようになります。すると、相手の言葉に反発していたのが、失敗は失敗として反省し、過度の批判はやりすごすという前向きな対応をとりやすくなります。

怒りだけでなく 自己嫌悪も減る

失敗して周囲から強く責められると、誰でも「そこまで言わなくても」という怒りと「ミスしてしまった」自己嫌悪で心がいっぱいになります。特にＡＤＨＤの特性があると、周囲から批判される経験が多くなりがちです。

そのとき反発して怒りがわかないようにするには、セルフトークが役立ちます。ただ、大切なのは失敗の後処理です。謝るべきは謝り、最善の策を考えましょう。

◆よいシーン

よいイメージで心を満たし怒りを追い出す

怒りはあっという間に強力になり、ほかがみえなくなってしまいます。このスピードに対処するために、あらかじめ「よいシーン」を考えてストックしておき、そちらに思考を移しましょう。

怒り以外にスポットライトを当てる

怒っているときは、怒りのもとになったできごとや怒りで心が充満している状態です。けれどもあなたには、うれしかったことなど、よい感情を感じたできごともたくさんあったはず。そこに意識的にスポットライトを向けましょう。

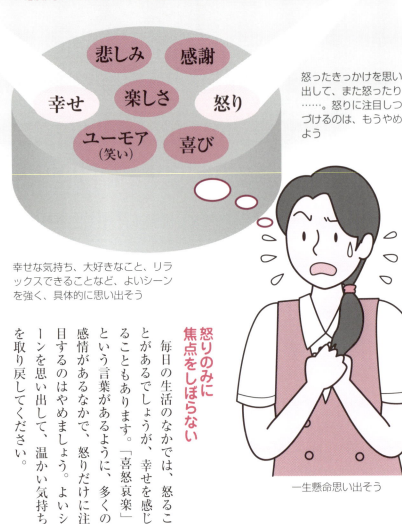

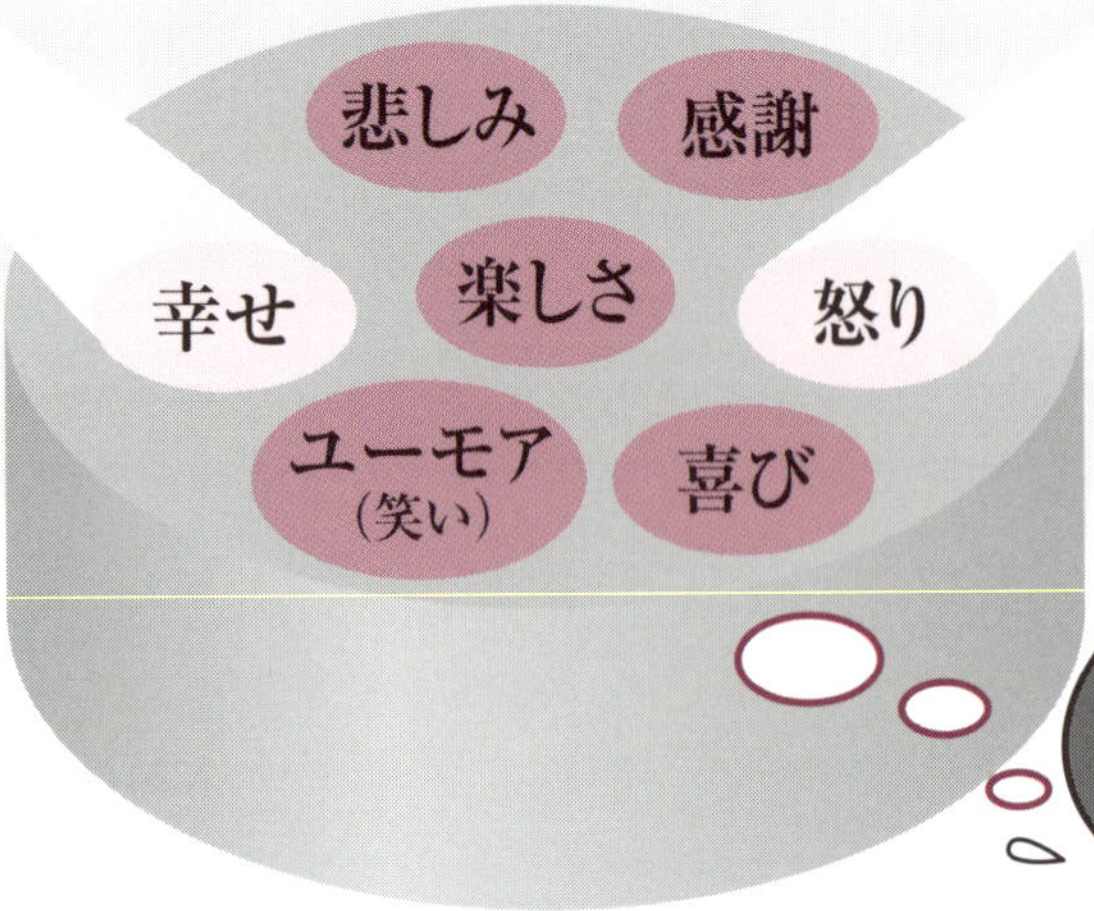

悲しみ
感謝
幸せ
楽しさ
怒り
ユーモア
（笑い）
喜び

怒ったきっかけを思い出して、また怒ったり……。怒りに注目しつづけるのは、もうやめよう

幸せな気持ち、大好きなこと、リラックスできることなど、よいシーンを強く、具体的に思い出そう

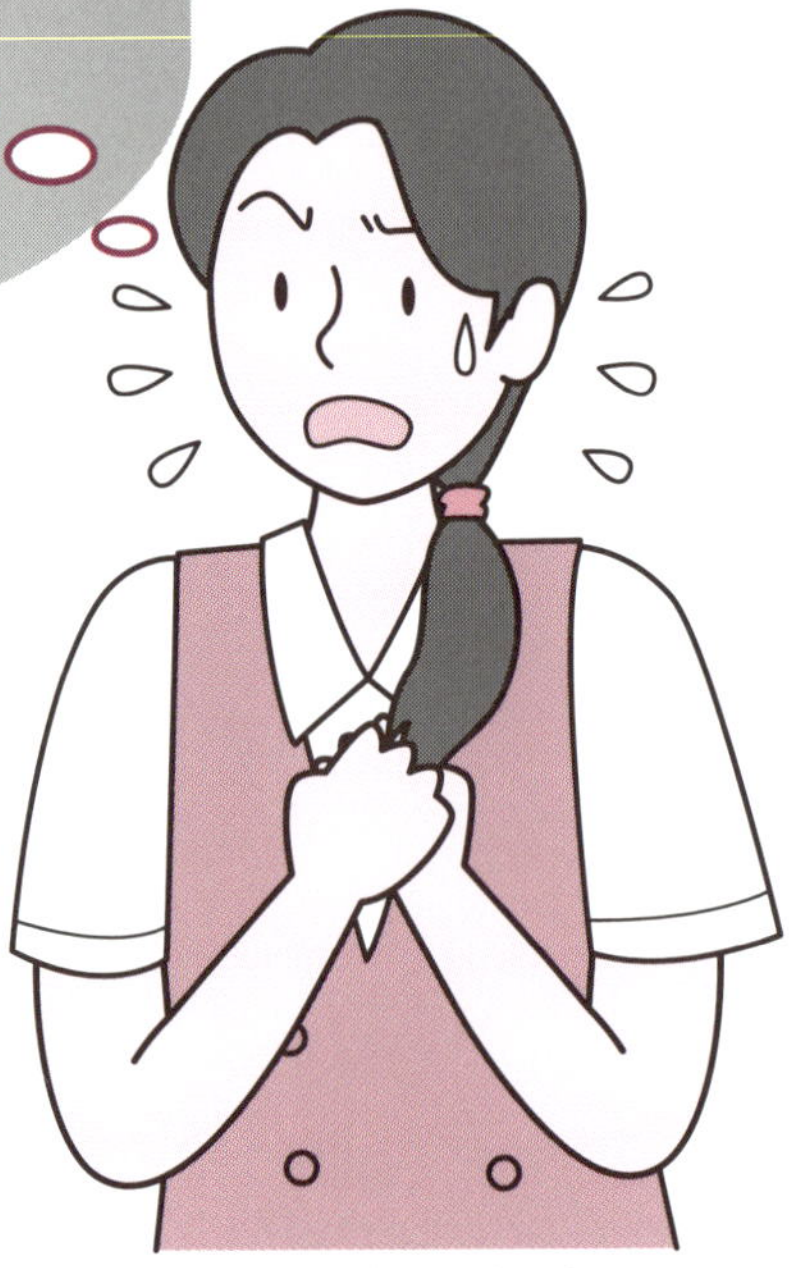

一生懸命思い出そう

怒りのみに焦点をしぼらない

毎日の生活のなかでは、怒ることがあるでしょうが、幸せを感じることもあります。「喜怒哀楽」という言葉があるように、多くの感情があるなかで、怒りだけに注目するのはやめましょう。よいシーンを思い出して、温かい気持ちを取り戻してください。

具体的にイメージする

「あのときはよかった」という漠然とした思いではなく、音や味、においなど、細かく記憶しておきます。考えるだけでなく、五感を伴って思い起こすほうが、スムーズに怒りから分離できます。

においや味、舌触り

おいしいものの記憶は心に強く働きかける

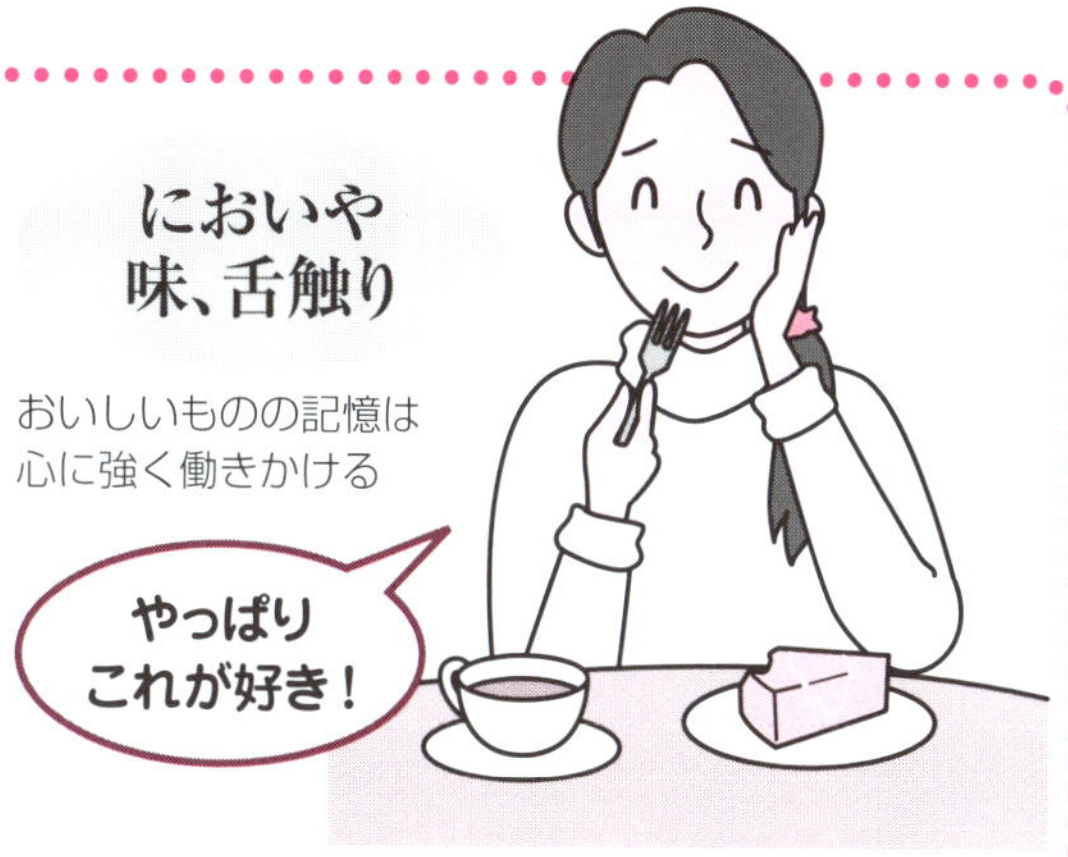
やっぱりこれが好き！

相手の声や周囲の音

どのような言葉でほめられたのか、励まされたのかを、具体的に

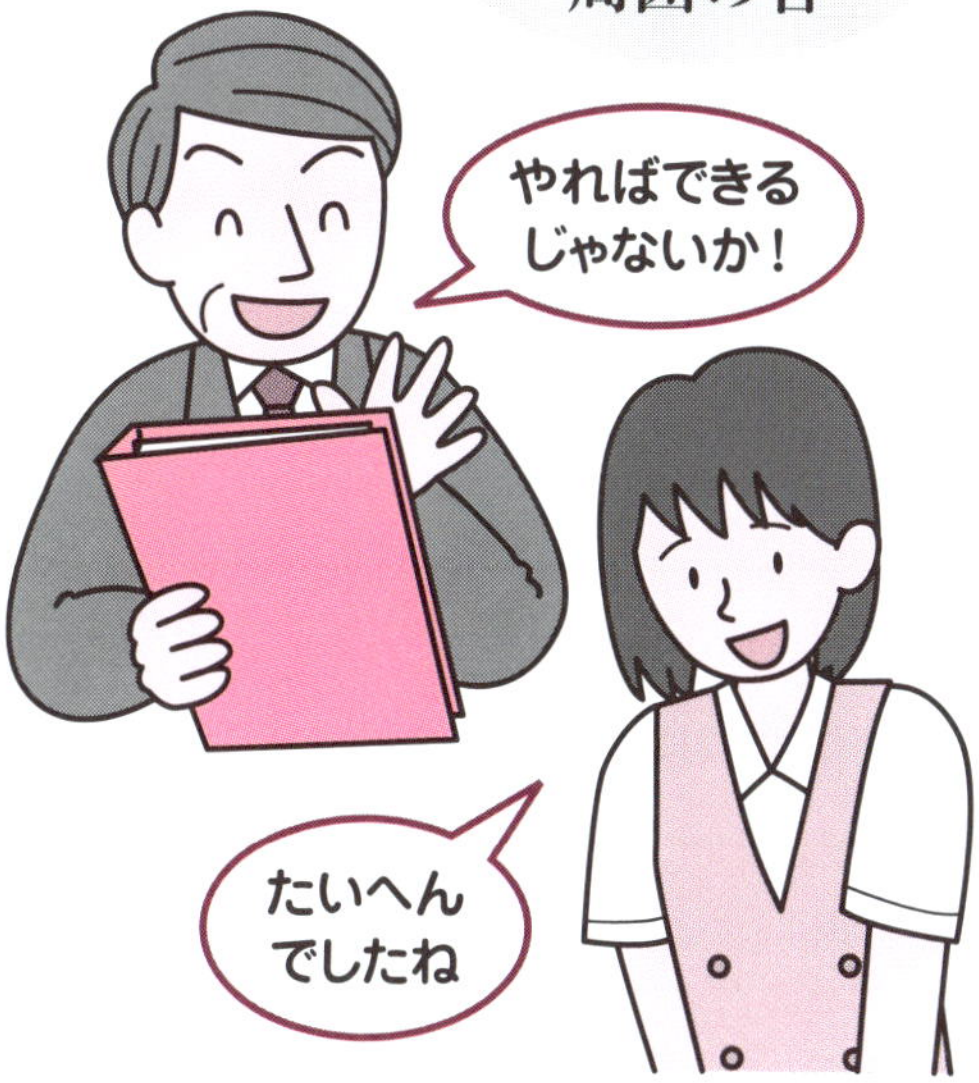
やればできるじゃないか！
たいへんでしたね

幸せの瞬間

リラックスタイムを思い描くときは、「好きなポイント」をしっかりあげて

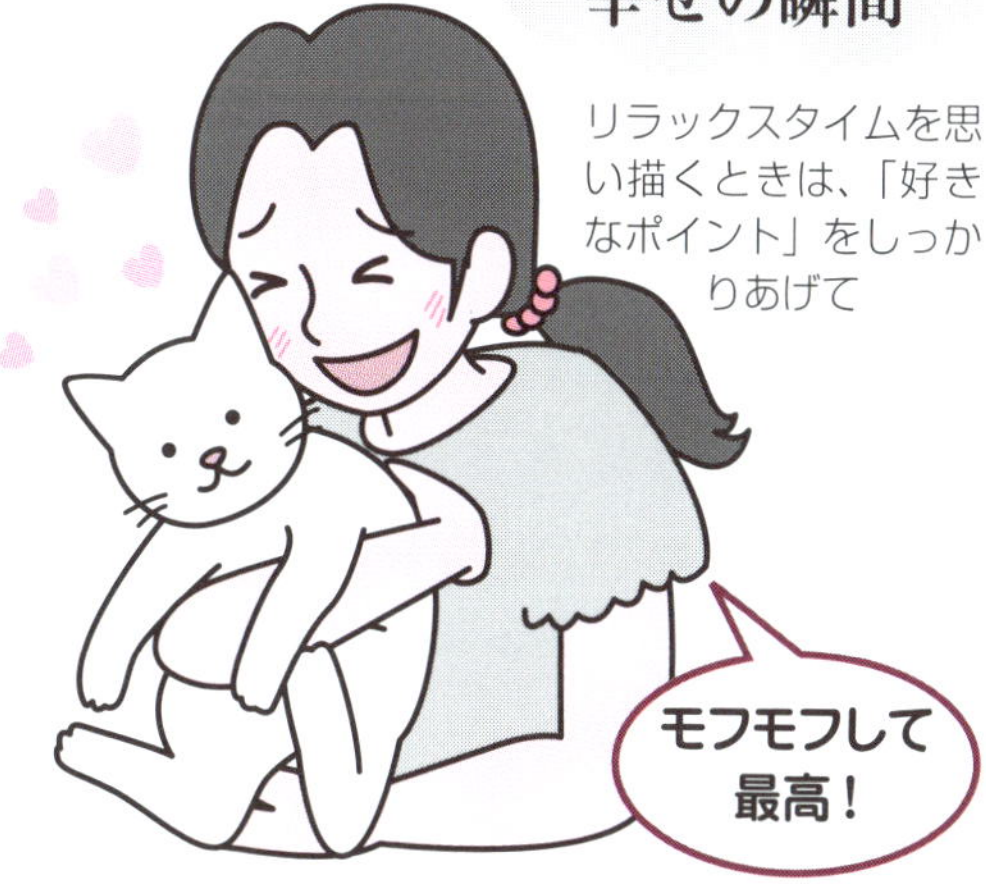
モフモフして最高！

最近のよかったことを思い出す

イメージするのは、実際の経験がベストです。思いつかないときは、想像に頼るよりも、最近の「ちょっとよいこと」を思い出して、心にキープしておきましょう。もっとよいことがあったときに差し替えればよいのです。

そうすると……

心のなかが幸せな気持ちでいっぱいに

いやなことを思い出すより、よいことを思い出すほうがずっとよい。今後、いざとなったら思い出せるよう、あらかじめ考えておき、記憶の引き出しにキープしておきましょう。

◆気分転換

その場を離れると気持ちを切り替えやすい

一度相手に腹が立つと、相手のすべてが怒りを誘う……ということはよくあります。こんなときは、その場を離れるのがベスト。原因が視界から消えるだけでも、気持ちは楽になります。

怒りを感じた場所から離れる

見るもの聞くものすべてが自分をイライラさせる……というときは、その場所を離れることで、怒りが大きくなるのを防ぎましょう。

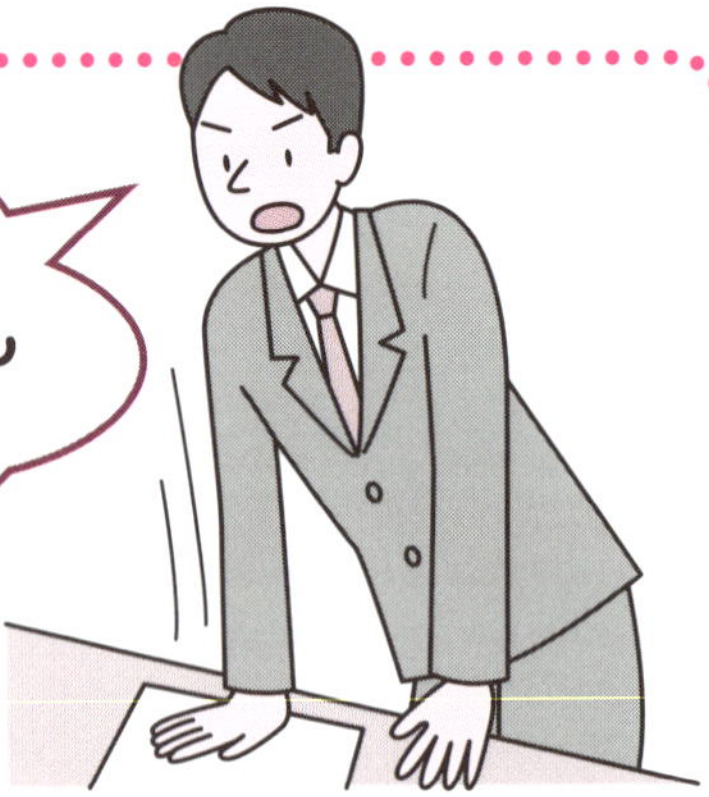
考えをまとめたいので、10分、時間をいただいてもよろしいでしょうか！

離れるときは理由をひと言

プイッと飛び出すのではなく、必ず理由を伝えましょう。言葉にすると、「なぜ怒っているのか」を考え、冷静になるきっかけになります。

理由を言う余裕がない場合は「トイレに行きたい」でもOK。怒りに任せて行動しない

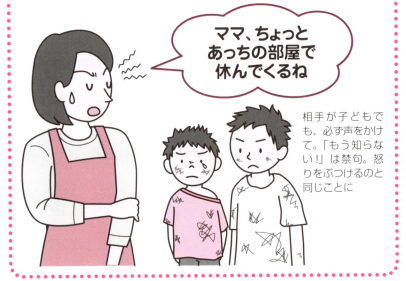

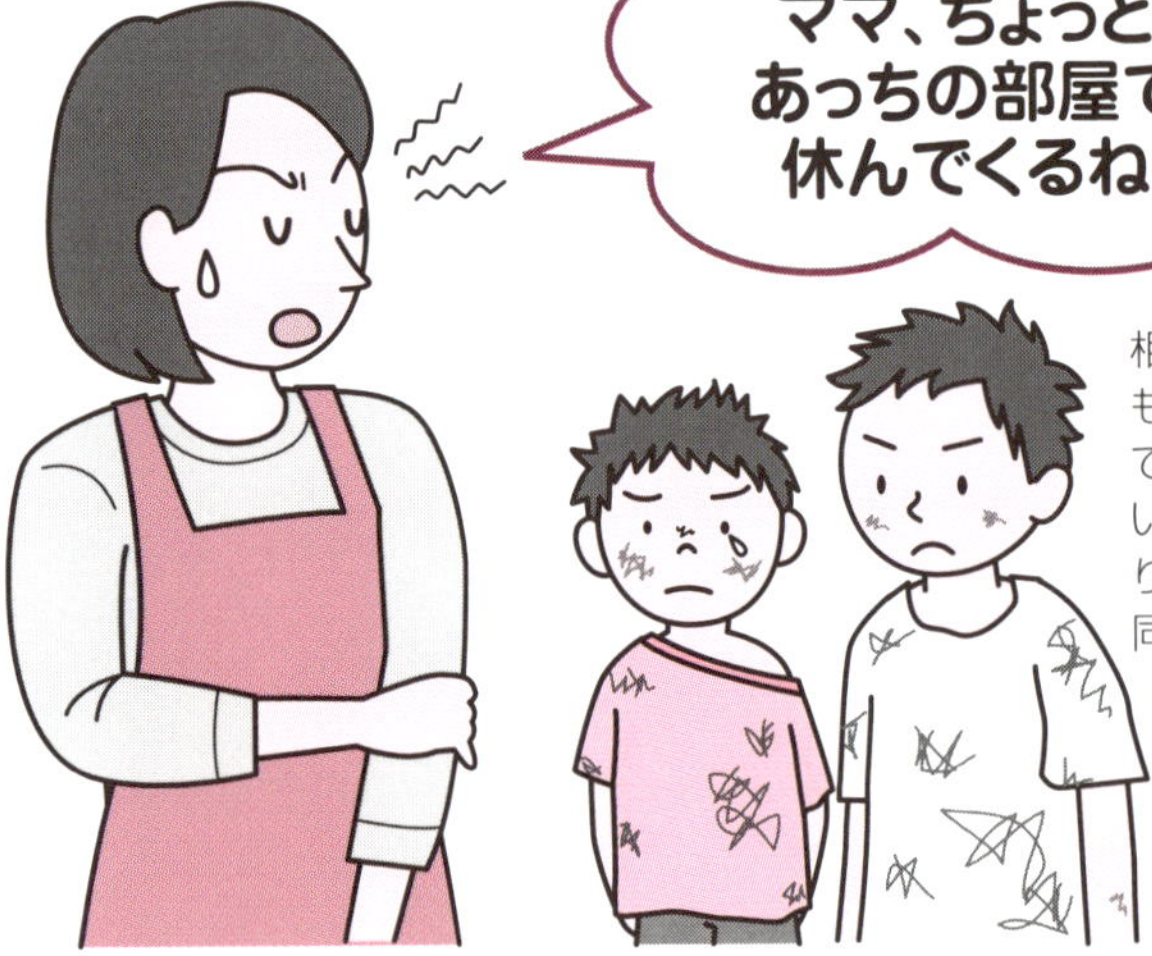
ママ、ちょっとあっちの部屋で休んでくるね

相手が子どもでも、必ず声をかけて。「もう知らない!」は禁句。怒りをぶつけるのと同じことに

注意

戦略を立てようとしない

場所を移動したのに、相手を負かせたり、言い返す方法を考えていては意味がありません。腹立ちまぎれに考えてもよい方法が浮かばないばかりか、怒りがより大きくなるだけです。

離れたら、考えるのをやめる

その場を離れたら、怒りの原因から、心も離しましょう。くよくよ考えるのをやめ、頭を切り替えます。

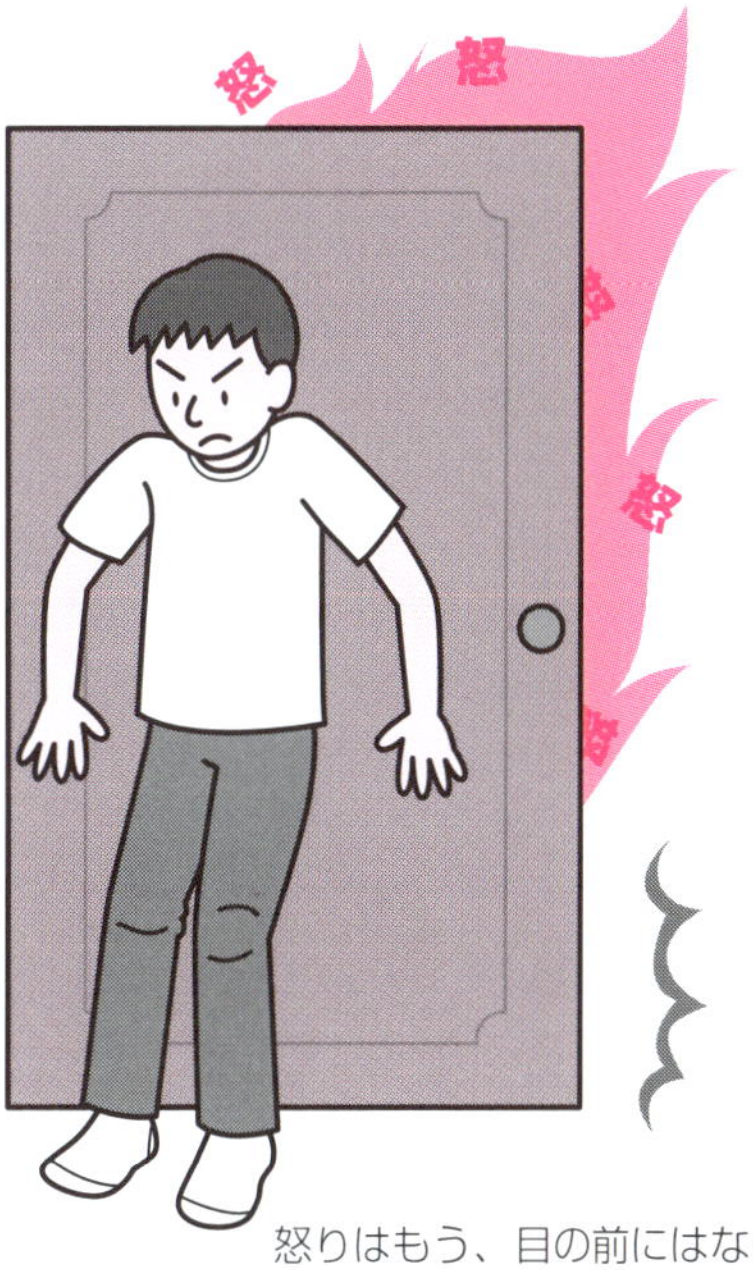

怒りはもう、目の前にはない

ほかのことに集中する

怒りの原因を思い出したり、気持ちを再燃させないよう、ほかのことに集中します。

日光を浴びる

脳で働く神経伝達物質であるセロトニンの分泌が促される効果も

ストレッチをする

怒りは心も体もこわばらせる。体をゆるめて、怒りを脱ぎ捨てよう

顔を洗う

水で顔や手を洗うと冷静さが戻ってくる。ついでに水を飲もう

音楽を聴く

好きな曲を聴く。静かな曲でも、にぎやかな曲でもかまわない

P10〜17で紹介した方法をおこなってもよい

そうすると……

前向きな対策が取りやすくなる

怒っていると、ものごとがよくみえなくなったり、柔軟に考えられなくなります。場所を変えて気分転換することで、考える力が回復し、問題に前向きに取り組めるようになります。

怒りのもとから離れ気分を変える

怒りはなにもないときに突然生まれるわけではありません。どんなにささいなことでも、きっかけや背景があります。そして、その原因がそばにあるだけでも、イライラは大きくなりがちです。

そんなときには、ひとまずその場から移動しましょう。原因から離れればイライラがそれ以上大きくならないし、場所を変えれば、気分を変えやすくなります。

◆怒ってしまったら

怒ったことじたいをすぐに謝る

とっさの対応では間に合わず、怒ってしまった……としたら、相手に謝ります。たとえ自分が正しいと思っても、怒ったことじたいは悪かったと認めましょう。謝るのは、怒った直後です。

「怒ってごめん」とすぐに謝る

怒ったら、「怒ったこと」をすぐに謝ります。お互いに怒りが和らぎます。「怒ってしまった」という、のちのちの自己嫌悪も軽くなります。

相手の怒りをしずめられる

怒りをぶつけられた相手も腹が立っているはず。しかし、すぐに謝れば、相手の怒りが和らぎ、怒りに怒りで応える悪循環を防げます。

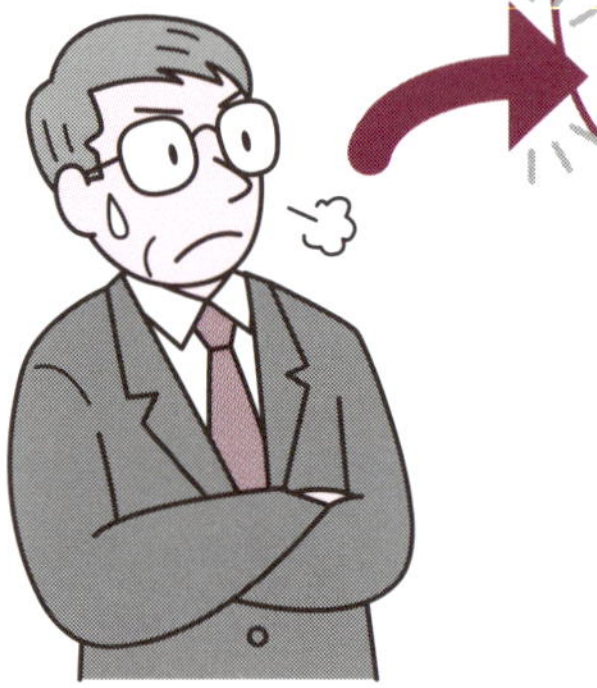

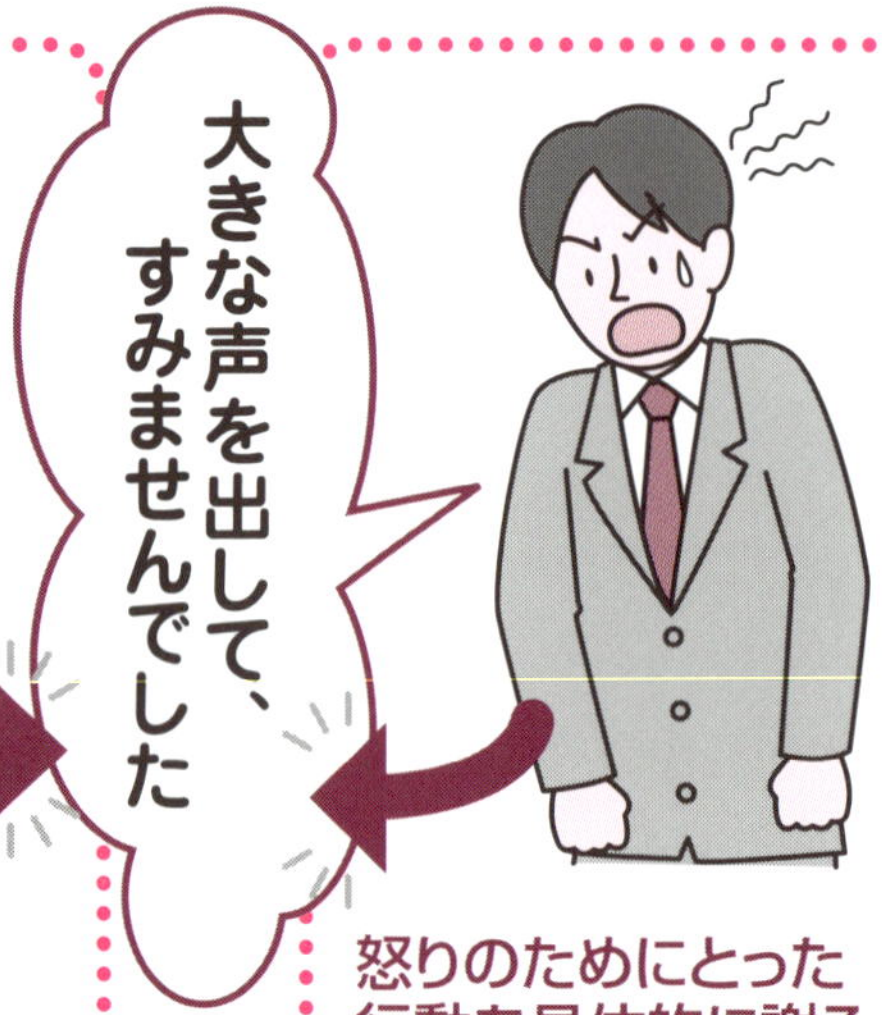

怒りのためにとった行動を具体的に謝る

怒っているときは、謝るのに抵抗を感じるもの。そこで、「なにを悪かったと思うのか」を具体的に言うようにしましょう。謝りやすくなるうえ、少し冷静になれます。

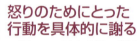

大きな声を出して
すみません

突然怒鳴って
申し訳なかったです

大人げない行動を
とってすみません

ついカッとなって
しまいました

そうすると……

とりあえず、お互い少し冷静になれる

「ごめんなさい」のひと言と、それを言う時間が、自分の怒りだけではなく、相手の怒りをしずめるのに役立ちます。

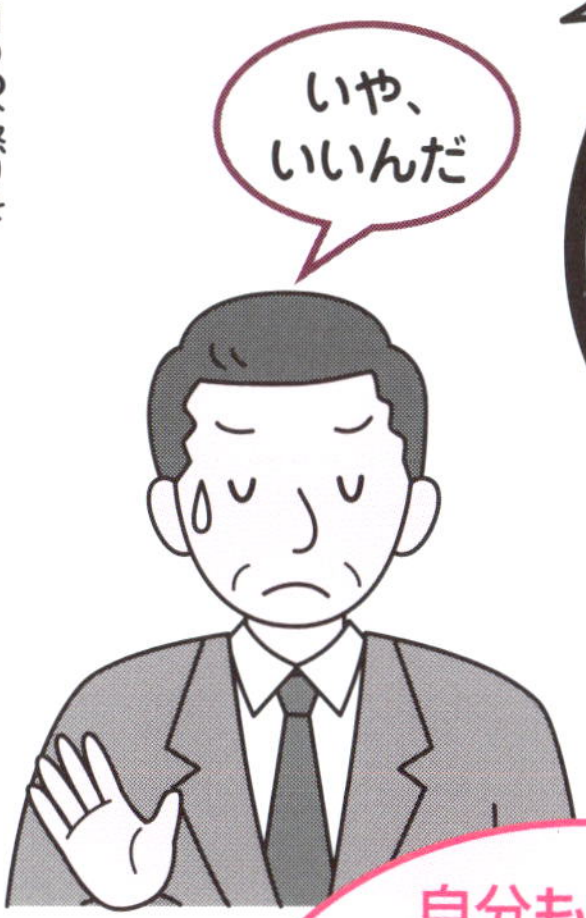

相手も怒る

怒りは悪循環になりやすい

怒りには怒りで応じるという悪循環に陥りがちです。

怒る

謝ることの効果は大きい

「怒ってごめんなさい」という言葉は、相手に謝るだけではなく、「怒ってはダメだ」ということを自分に再確認させてくれます。たったひと言ですが、その効果はことのほか大きいのです。

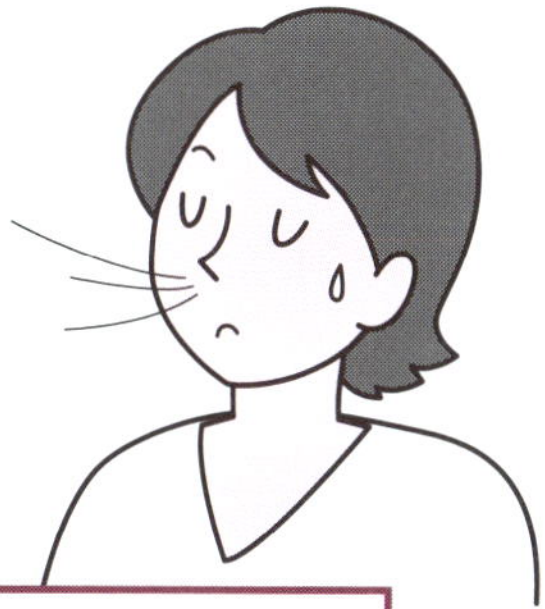

謝る

とりあえず、怒ったことを謝ります。

まだ怒りが残っていたら……

P10〜19を参考に、怒りをできるだけしずめましょう。

自分も相手もクールダウンする

謝られると、相手も冷静にならなければ、と思えるもの。怒りに流されかけた場が、仕切り直されます。

前向きに話せるようになる

同じ失敗をしないように気をつけることができ、前向きに話せるようになります。

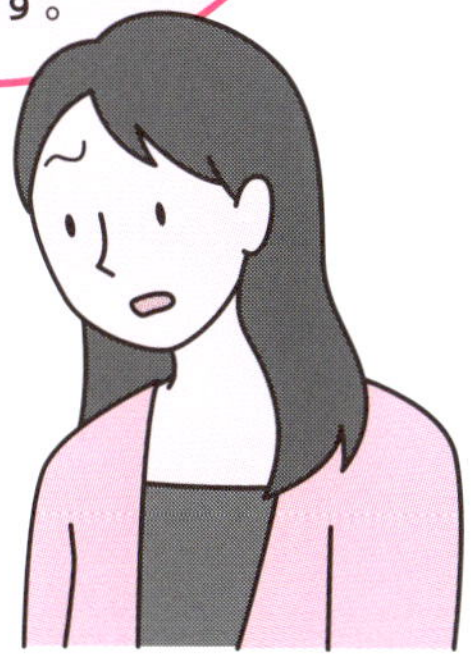

怒りをしずめ、後悔を軽くする

謝ったら、自分の信念を曲げることになるのではないか、と思う人もいるかもしれませんが、ここで謝るのは「怒ったという事実」に対してです。

特にＡＤＨＤの特性があると、衝動的に怒ってしまっても悪気がないためにすぐに忘れてしまう傾向があります。しかし、怒られたほうは忘れないので、怒りの悪循環に陥りがちです。怒ったら謝る……。これは、怒りのダメージがそれ以上広がるのをくい止める、最後のチャンスでもあるのです。

◆体を動かす

怒りで固まった心を体からほぐす

怒ったあとは、どっと疲れを感じるもの。怒りは心身のエネルギーをうばいます。怒りが治まってきたら、ストレッチで体をほぐしましょう。ストレス解消にもなるので、日ごろからおこなってみましょう。

ストレッチで心も体もほぐす

体がリラックスした状態で、心だけ緊張していることはありません。体をほぐせば、おのずと心もほぐれてきます。

① 背すじを伸ばして立つ。頭が体の真上にきていることや、体の真ん中を意識する。ひざの間にタオルをはさみ、深呼吸。

重心、肩の位置、頭など自分の体の変化を意識しよう

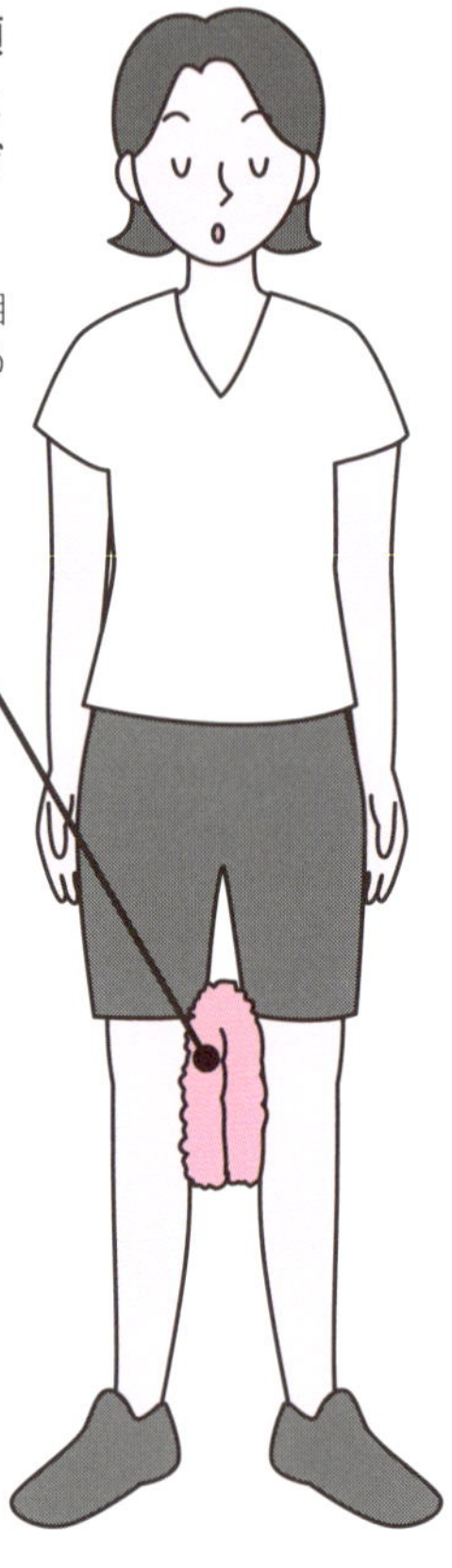

② タオルをはずす。全身の力を抜き、前屈して、体を左右にゆらす。背中の筋肉を伸ばす。

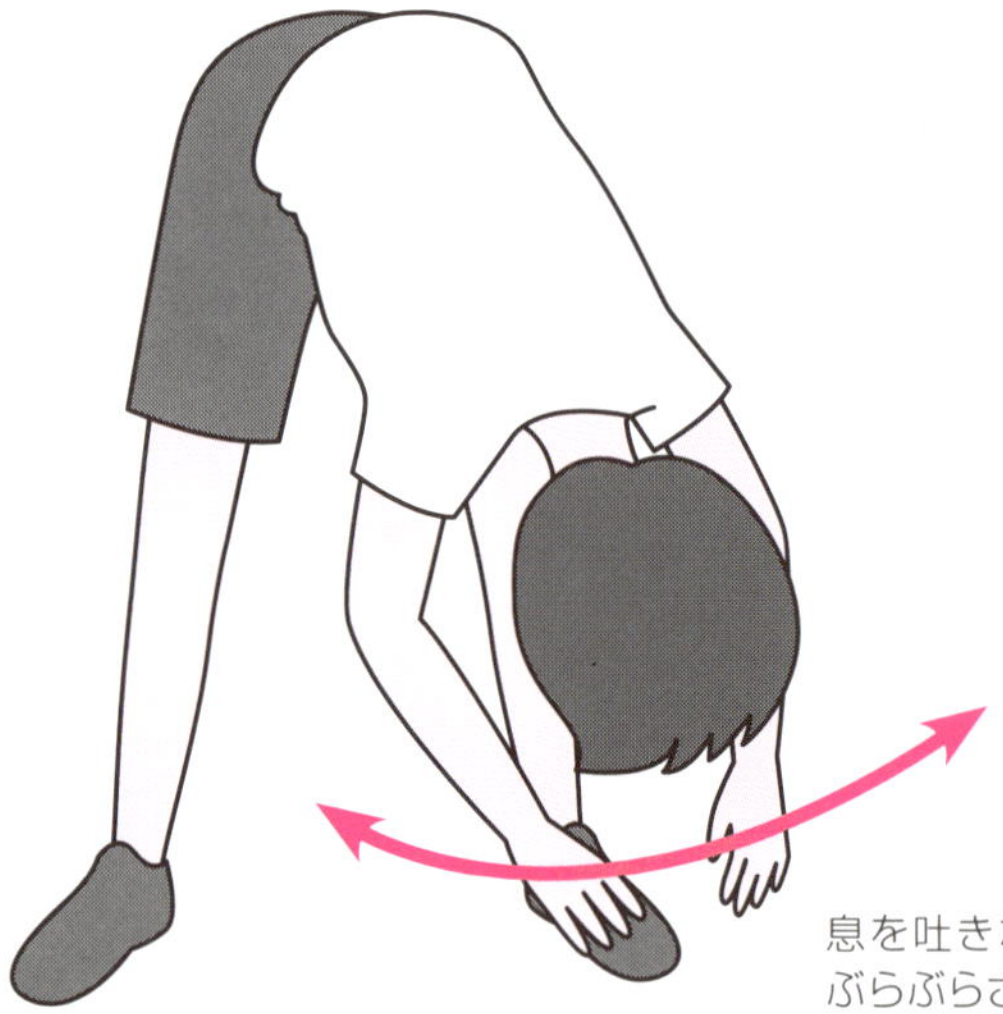

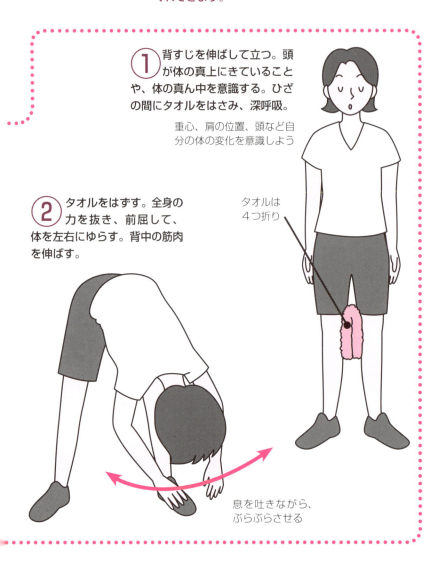

血流をよくして体の緊張を取り除く

怒っているとき、体は緊張して固まりがちです。これは生物の本能のようなもので、体が戦闘状態になり、全身に力が入るためと考えられます。

怒りが治まってきたら、体をほぐして緊張をとりましょう。血流がよくなると、徐々に心の緊張もほぐれてきます。

日ごろからおこなえばストレス解消にも

ＡＤＨＤなどの発達障害では、ボディイメージが弱い傾向があります。自分の体がどうなっているか、どこまで動かせるか（ボディイメージ）がわからず、体をうまく使うことができません。余分な力を使ってがんばっているので、疲れやすかったり、いつも肩がこったりしています。

ストレッチで心身をリラックスさせましょう。これは、ストレス解消にも有効です。

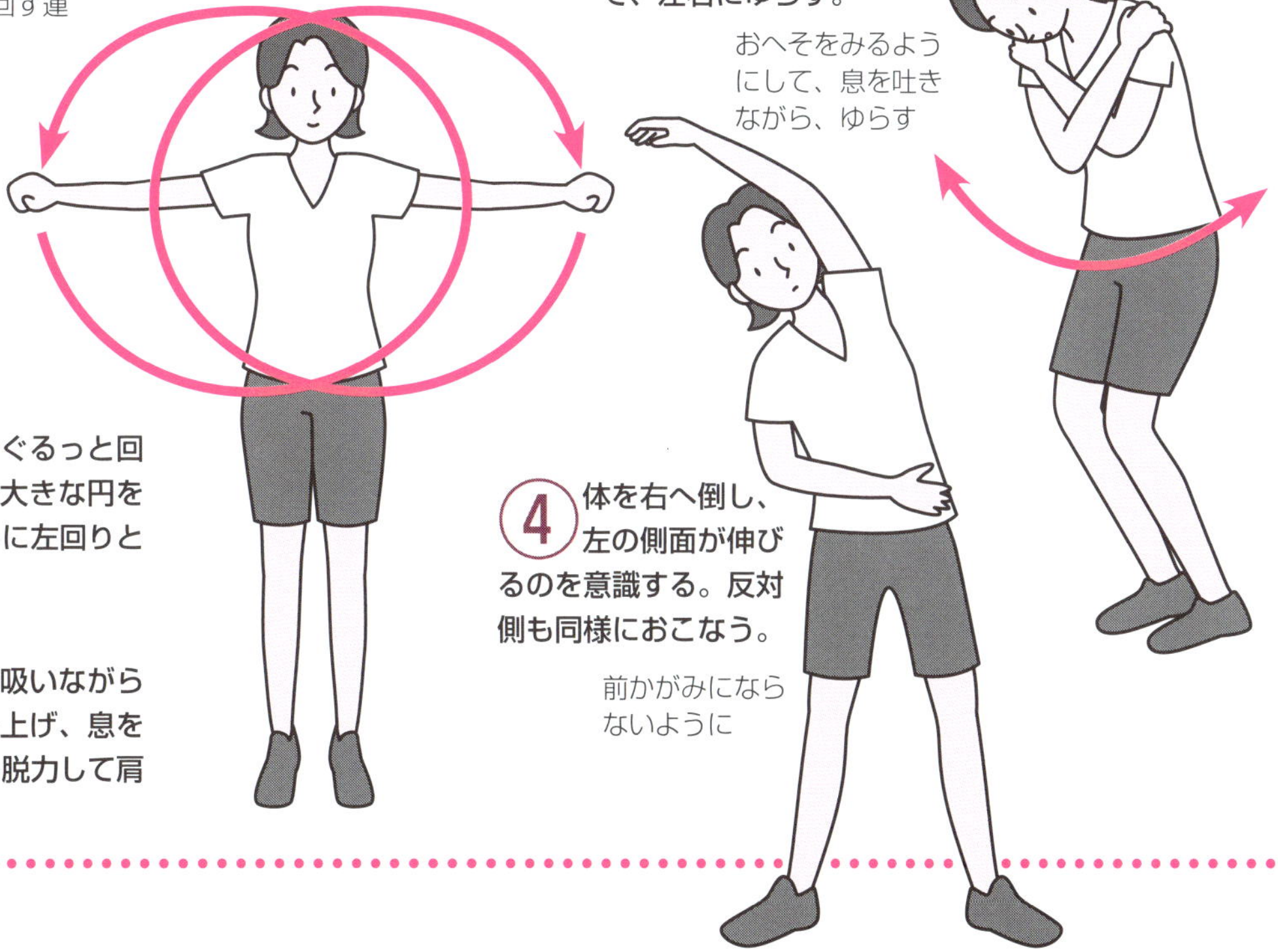
おへそをみるようにして、息を吐きながら、ゆらす
前かがみにならないように
ラジオ体操第一にある、腕を回す運動の要領で

3 両手で肩を抱いて前屈。首の後ろ側、肩甲骨のまわり、背中の筋肉を伸ばす。体の力を抜いて、左右にゆらす。

4 体を右へ倒し、左の側面が伸びるのを意識する。反対側も同様におこなう。

5 深呼吸をしながら、両手を大きく内回し。同様に外回し。

6 首をぐるっと回す。大きな円をえがくように左回りと右回り。

7 息を吸いながら肩を上げ、息を吐きながら脱力して肩を下げる。

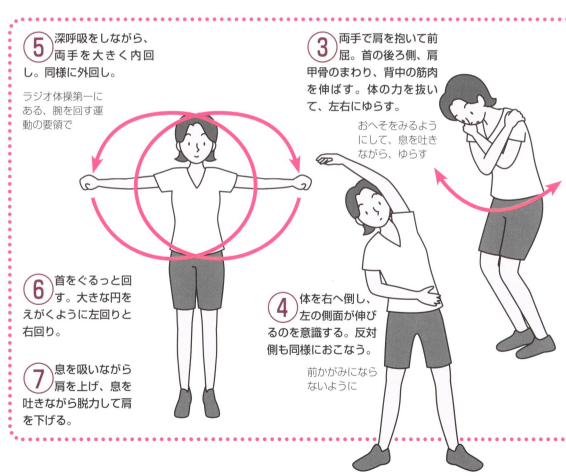

周囲の人へ 1 怒りに巻き込まれない方法を知っておこう

感情的になりやすいが怒りも治まりやすい

突然怒りだすけれど、治まればケロッとしている……そういう人なんだと、周囲の人はやりすごせば、いいのです。

ただ、ときには大爆発することもあります。怒りが激しいときには、とにかく刺激しないこと。嵐が過ぎるのを待ちましょう。

本人が冷静になったところで、あらためて話し合うようにします。そのとき、怒りをぶつけ返さないことが重要です。こちらも冷静になれるよう、「私は」で話すのを心がけます（74ページ参照）。

言葉を変えれば気分も変わる

本人は感情的になりやすいので、しょっちゅうイラッとくるようです。こちらが「よかれ」と思って言うアドバイスにも、自分を否定されたと勘違いして「うるさい」と怒ることもあります。

不要な怒りを呼び起こさない声かけのしかたにはコツがあります。もともとほめられればはりきるタイプですし、信頼する人の言うことには素直に従う傾向があります。「○○はダメ」という制止より、「◎◎しよう」という言い方にするとよいでしょう。

NGワード→OKワード

またか……　あーあ
なにやってるんだ
→残念だったね

○○したらダメ
→◎◎しよう

だから言ったでしょ
→どうすれば
よかったんだっけ

ちょっと待って!
→あと○分待って

なにやってんの
→さすが、ユニークだね

なんでやらないの?
→どうやればできる?

そんなこと言ってないでしょ
→そんなふうに
受け取ったのか

責める口調にならないよう、ゆっくりおだやかに言うとよい

2

怒りは自分も周囲も傷つける

怒りじたいは自然な感情ですが、
怒りを爆発させるのは人間関係にとって、百害あって一利なし。
あなたに、周囲に、怒りがどのような悪影響を及ぼすか、
すみずみまでみてみましょう。

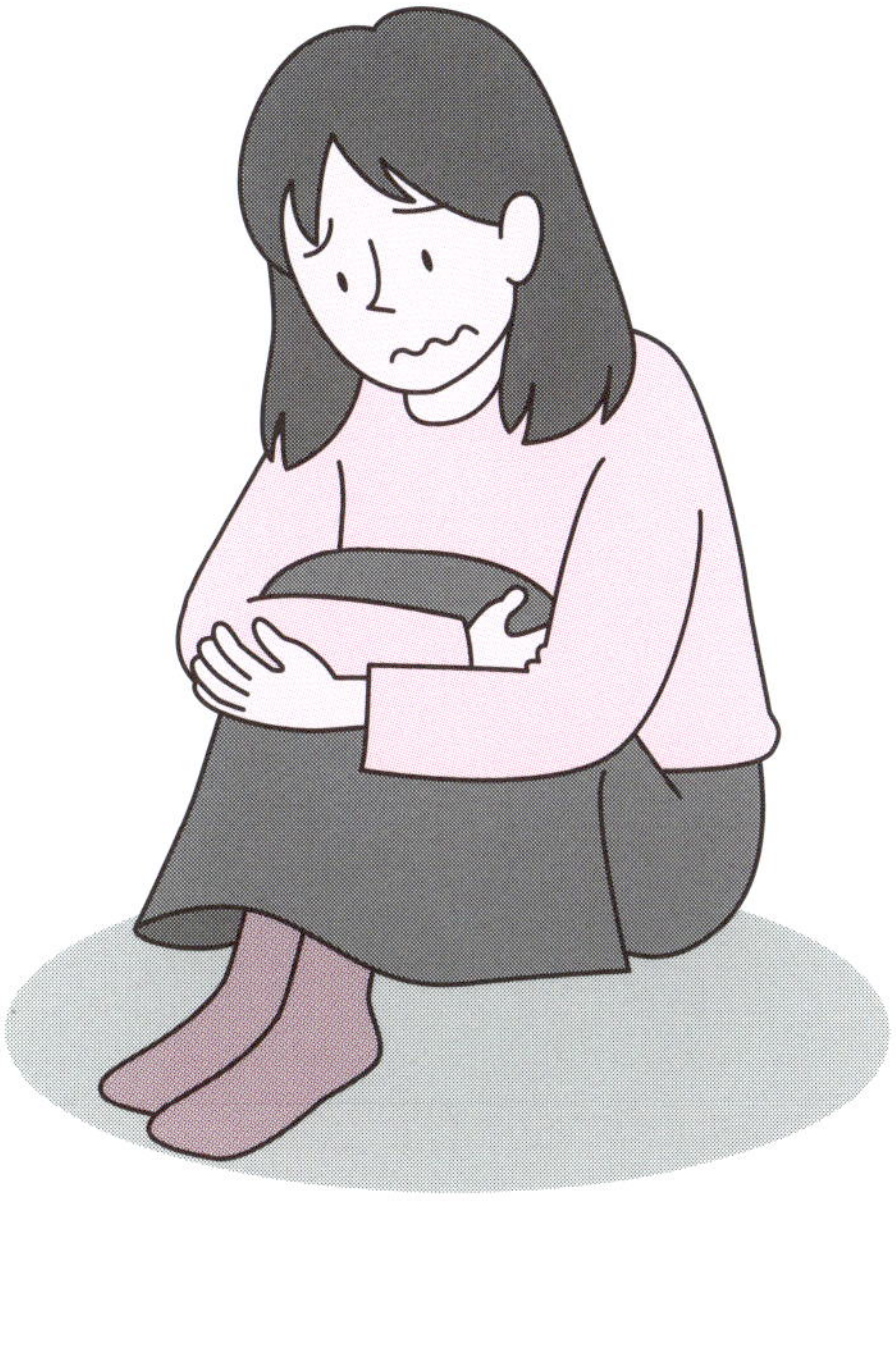

◆怒る理由

ADHDの特性が怒りと結びつきやすい

衝動性などの特性があると、怒りのコントロールはなかなか困難です。他人から怒りを買いやすく、他人や社会に怒ることもたびたび。もちろん、怒りを表に出さないタイプもあります。

多動

文字どおり「動きが多くなる」特性です。口に出ると多弁になります。いつもそわそわと落ち着きがありません。気が散りやすくてひとつのことに集中できず、すぐにほかのことに興味が移ってしまいます。

不注意（注意欠如）

注意散漫で忘れ物が多く、約束をすっぽかすことも少なくありません。整理整頓も苦手で、片付けに集中できず、散らかしがちなうえに、しまった場所も忘れやすいため、探し物ばかりしている状態になります。

他人の怒りを買いやすい

ADHDの特性のうち、どれがどのくらい強く現れるかには個人差があります。いずれの場合も、悪気はなくても他人の気を損ねる行動が多くなると、社会生活に支障を来すことがしばしばです。

約束や締め切りをうっかり忘れる

集中力を保てず、すぐにほかのことを始めてしまったり、約束じたいを忘れたりします。すると、待ち合わせをすっぽかす、期限を破るといったことが多くなります。

遅刻が多い

悪気はないのですが、時間を守るのが苦手です。時間の感覚が弱いうえに、計画を立てるのが苦手で、気づいたら約束の時間だった……ということがよくあります。

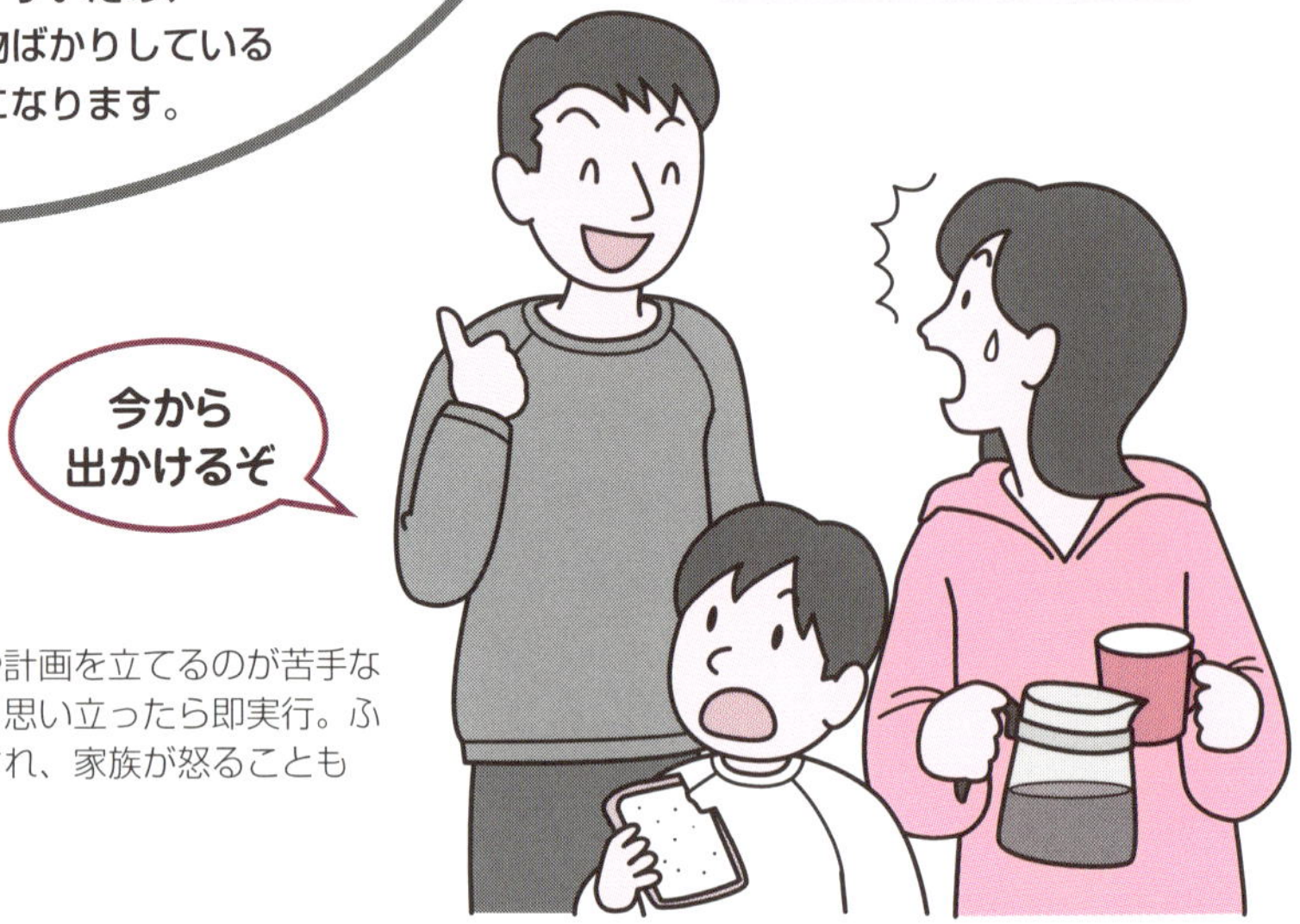

準備や計画を立てるのが苦手なのに、思い立ったら即実行。ふり回され、家族が怒ることも

せっかちで結論を急ぐ

がまんしたり待ったりするのが苦手です。周囲のペースに合わせることができず、「相手が遅い」と感じると、すぐに口に出し、イライラを隠すこともしません。

理不尽だと受け取る

自分が当然だと思っていることが、そのまま起こらなかったり、そのとおりにならなかったりすると、怒りとなります。

怒ったことじたいに怒る

腹立ちまぎれのよけいなひと言のために周囲の人を怒らせたり、怒りを爆発させて大騒動を起こしたり。そのことで自分がいやになります。

怒りっぽい

周囲の人や社会に怒りを抱いたときに、衝動性が強いとすぐに爆発させてしまいます。相手が怒るのに反発して自分が怒ることもあります。そのあと反省して自分自身に怒り、自責が強くなりがちです。

衝動性

思い立ったらすぐに行動に移してしまいます。計画を立てたり、がまんするのが苦手で、行列に並んで順番を待つことができません。人の話を最後まで聞けず、自分の意見や思いついたことを唐突に話し出すこともしばしばです。

ミスが多い

ケアレスミスが多くて失敗し、仕事に支障が出て職場で怒られることもよくあります。できない自分を否定します。

他人を怒らせやすく、自分も怒りっぽい

ＡＤＨＤは正しくは注意欠陥多動性障害といい、多動、不注意、衝動性という特性がみられます（上記）。いずれの特性も、周囲の人と摩擦を起こしやすく、他人を怒らせる事態を招きがちです。

なかでも衝動性が強いと、思いついたらすぐ実行してしまうので、しばしば周囲の反発を招きます。さらに感情をコントロールするのが苦手だと、怒りっぽい人と勘違いされ、対人関係がむずかしくなる場合も少なくありません。ただ、怒りをためこんでしまって、表に出さない人もいます。

◆怒っていると

周囲の人との間に不要な摩擦を生み出す

怒りは、怒っている本人の心を弱らせ、むしばむだけではありません。周囲に怒りを向けると、怒りに怒りで対抗されたり、怒りが伝染したり……。周囲の人との関係は、確実に悪化します。

まわりの人は……

怒りで対抗するようになる

怒られたことにカッとしたり、相手の勢いに飲まれないために、怒りで対抗する人もいます。自分を守ろうとするのは本能でもあります。

怒りが他人を遠ざける

怒られてうれしい人などいません。「触らぬ神に祟りなし」で、厄介なことに近づかないようにするのは、当たり前。その結果、怒っている人は孤立しがちです。

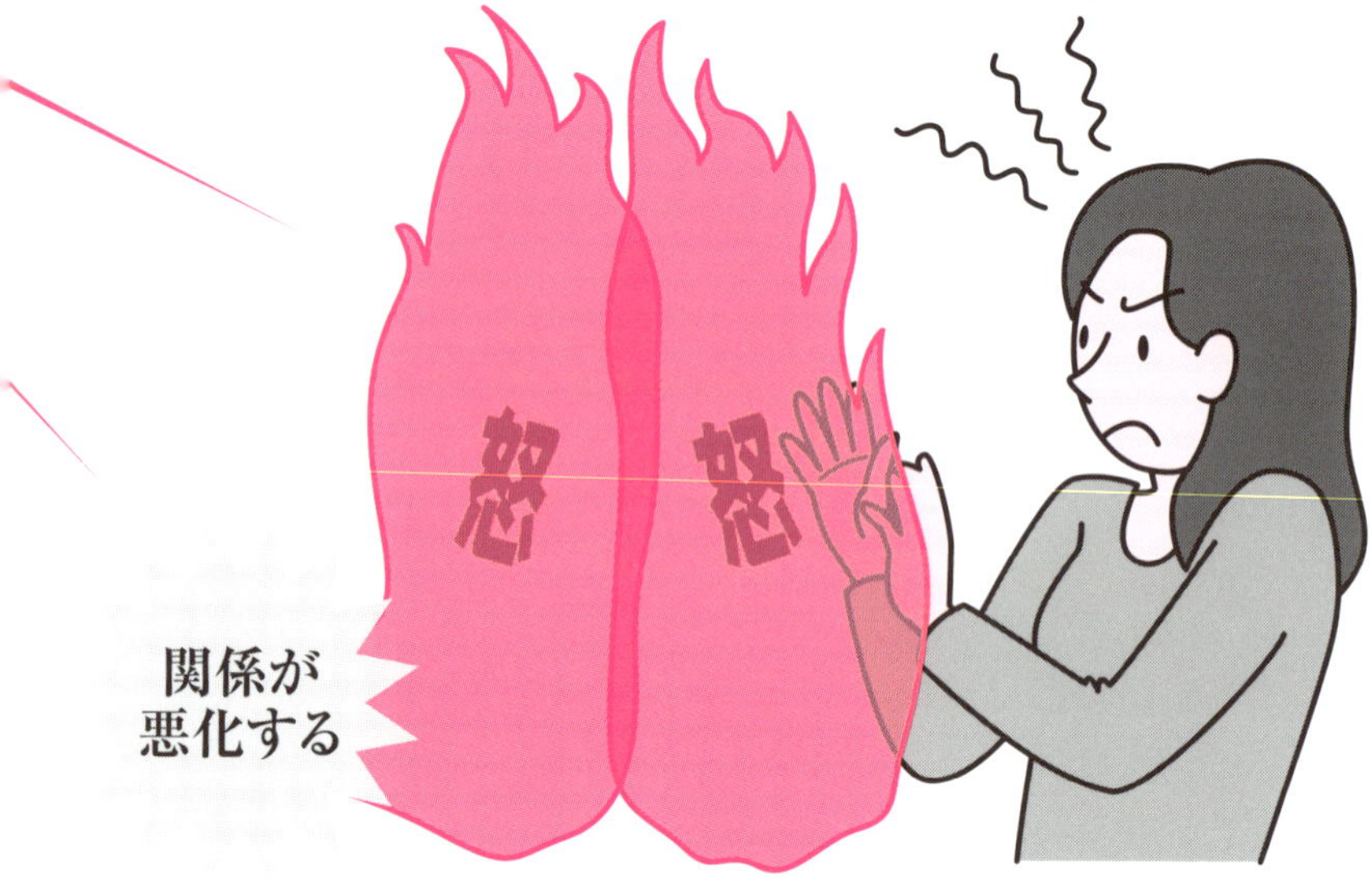

怒りでうまくいく人間関係などない

怒りは、まさに火事と同じです。怒りの火は燃え移りやすく、しかもそのスピードは速い。怒りをぶつけられた相手は、そのまま怒りの炎に巻き込まれてしまいます。

怒っていると、冷静な判断ができず、コミュニケーションもうまくいきません。前向きな結論が出るはずもなく、悪感情だけが残ります。火事のあとは焼け野原になるように、怒ったあとの対人関係は、不毛な状況に陥るのです。

率直な意見交換と、感情のぶつけ合いはちがいます。怒りは一時の感情にすぎませんが、怒りが対人関係に及ぼす影響はずっと続くのです。

まわりの人は……

怒りから遠ざかろうとする

怒っている人や、うっかり怒らせたらたいへんなことになる人に、進んで関わろうとしなくなることも。

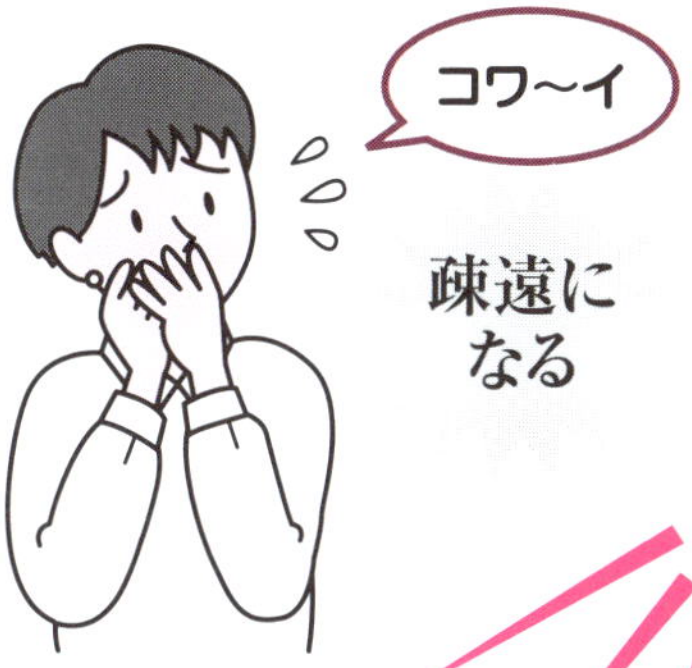

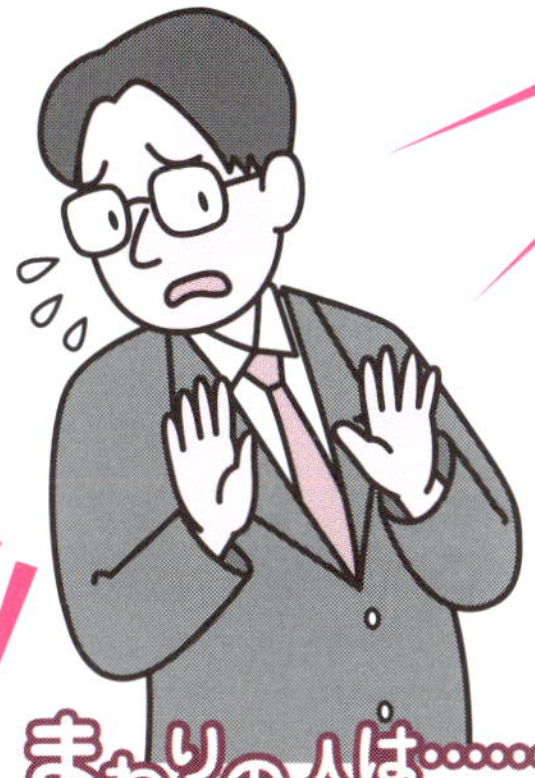

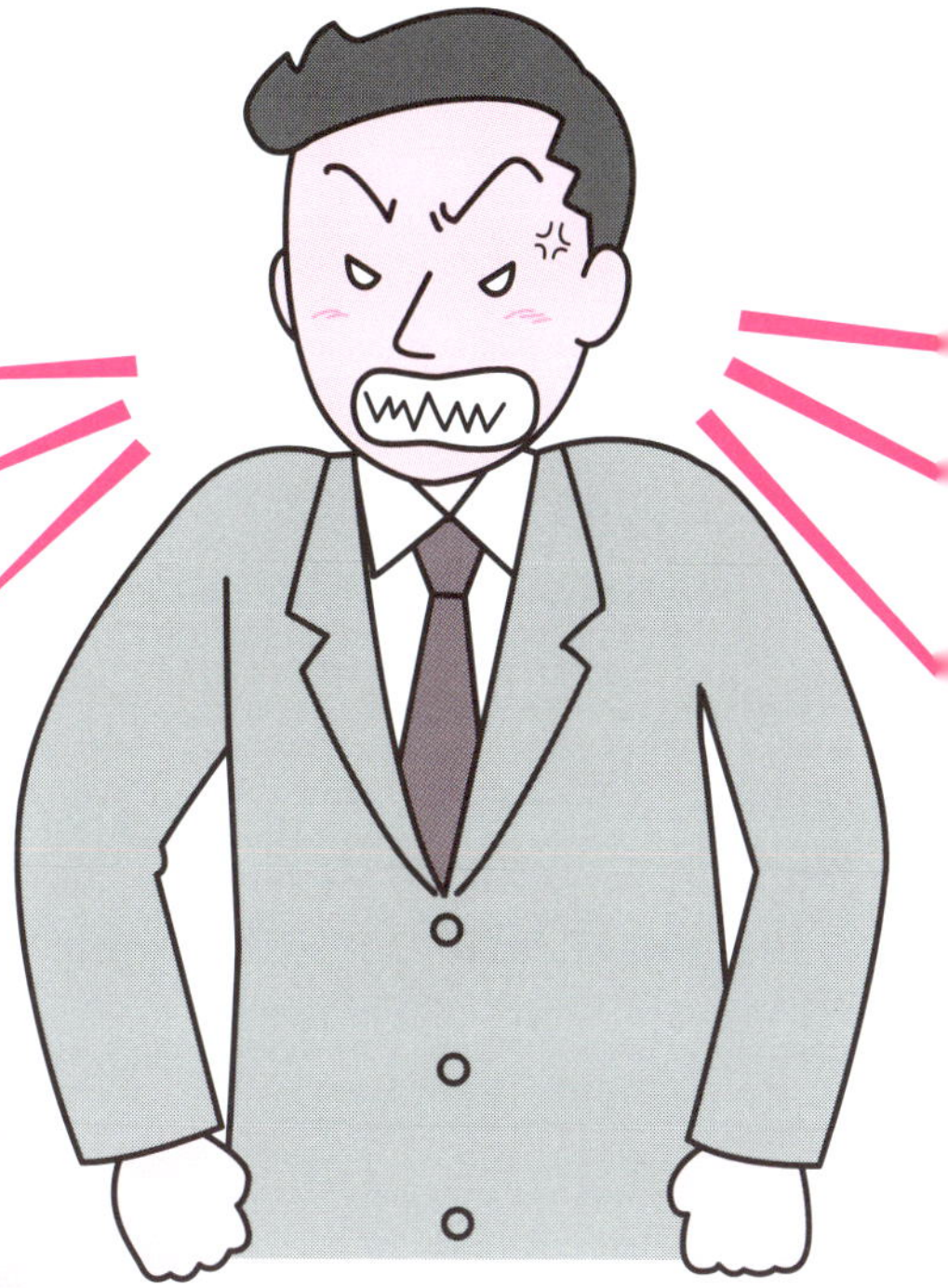

まわりの人からみると、なぜそれほど怒っているのか、わからないこともある

まわりの人は……

怒りをさらに別の人にぶつける

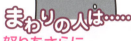

怒られたストレスを、さらに自分より弱い立場の人にぶつけることもあります。

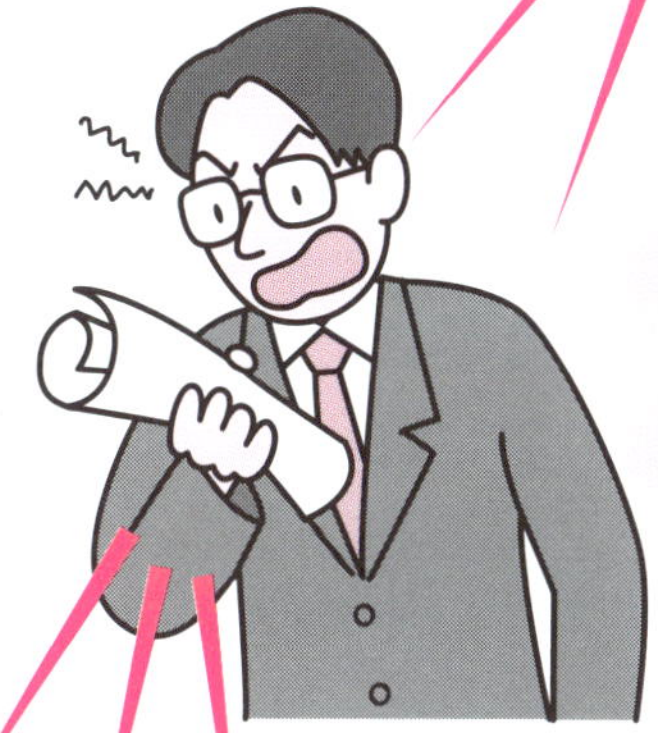

怒られた人は不要なストレスを抱え込み、怒りのストレスが広がっていく

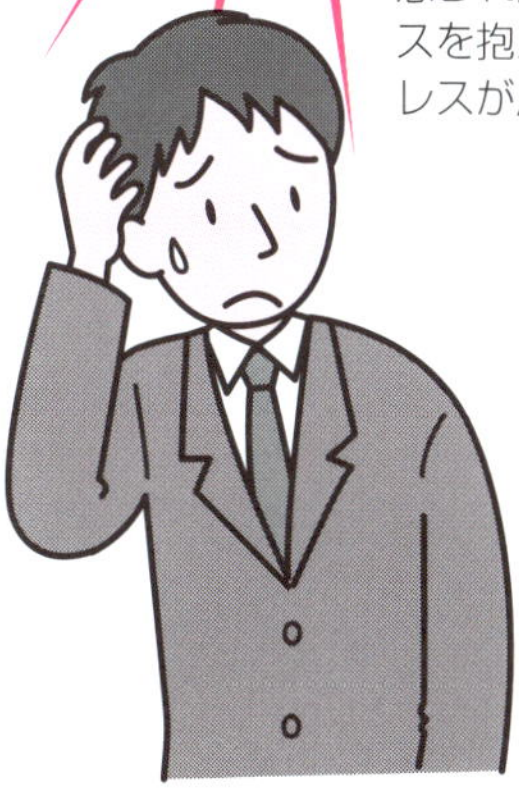

「怒ったほうがうまくいく」は幻想

よく、「怒ったほうがスッキリする」とか「相手も怒るのだからお互いさま」と言う人がいますが、これはあくまでも自分だけの感想で、相手が同じとは限りません。しばしば、相手もそうだろうと思い込んでいるうちに、気づくと疎遠になっていたりするものです。

怒ったほうが主張が通りやすいと言う人もいますが、怒りに任せた対応では、人間関係は長続きしません。

◆怒ったあとは

むなしさと自己嫌悪が待っている

「喜怒哀楽」というように、怒りは基本的な感情です。感情は生活を豊かに彩るものですが、怒りは爆発させてしまうのが問題。なにもよい結果をもたらしません。

怒りはもつことより出し方が問題

怒りは火事のように他人を巻き込むだけではありません。怒りを爆発させると、自分もヘトヘトになって疲れます。

そして「怒ってしまった」という自己嫌悪が芽生えます。周囲の人との関係が悪くなったことも、自己嫌悪をさらに深めます。自分を責める自責と、他人を責める他責のループにはまります。

本来、怒りは人間がもつ感情のひとつで、それじたいは悪くはないのです。ただ、表し方が問題なだけ。怒りを爆発させない方法はいくつかあります。自分に合う方法をみつけましょう。対処法は複数もっていると安心です。

怒りの表し方を間違えると

怒りを爆発させたあとは、疲労感が残ります。そこに後悔の念が加わり、むなしさと自己嫌悪にはまってしまいます。

エネルギーがなくなる

怒るのにはエネルギーを使います。怒りが大きければ大きいほど、たくさんのエネルギーが使われてしまいます。

また怒ってしまった、という後悔がわき上がる

怒りを抑えられない自分へのいらだちや後悔がわき上がります。こうしたうしろ向きな気持ちが、弱った心にさらにむち打ちます。

怒りのループにはまりやすい

怒ったあとはうしろ向きな思考に陥ったり、他人を責めることで自分の問題から目をそらしがちです。その状態から抜けられなくなり、延々と同じことを考えつづけてしまいます。

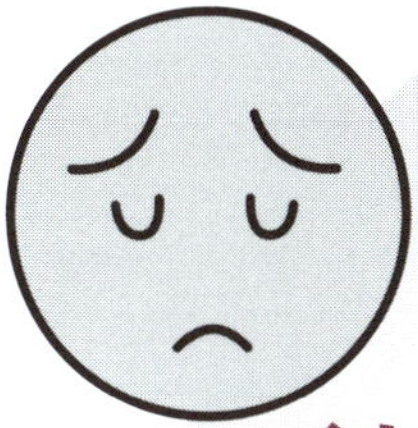

くよくよループ

怒りや、怒りやすい自分にしっかり向き合わないと、怒って、後悔することをくり返します。

怒りが心のなかにしこりとなって残る

怒った原因が解決されていないと、心のなかで怒りがくすぶったままになります。

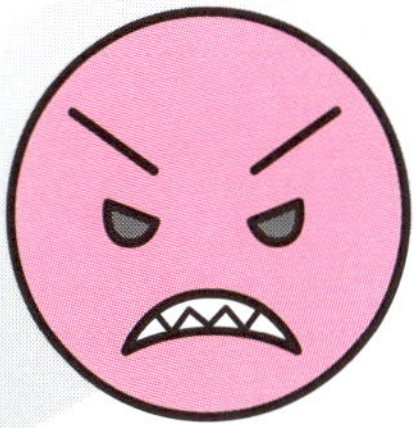

周囲の人との関係が悪化してくる

自分の怒りを棚に上げて、「周囲が自分を怒らせる」と思いはじめると、より怒りっぽくなり、まわりとの関係がますます悪化します。

責任転嫁ループ

怒る原因は自分だ、と認識しない限り、「なにかが、誰かが自分を怒らせるから悪い」と責任転嫁をくり返します。

周囲を責める気持ちが芽生える

怒った自分に対する周囲の反応を思い出し、それに対する新しい怒りが芽生えます。

怒りにとらわれていると、怒りの対象を無意識のうちにみつけ、責めてしまう

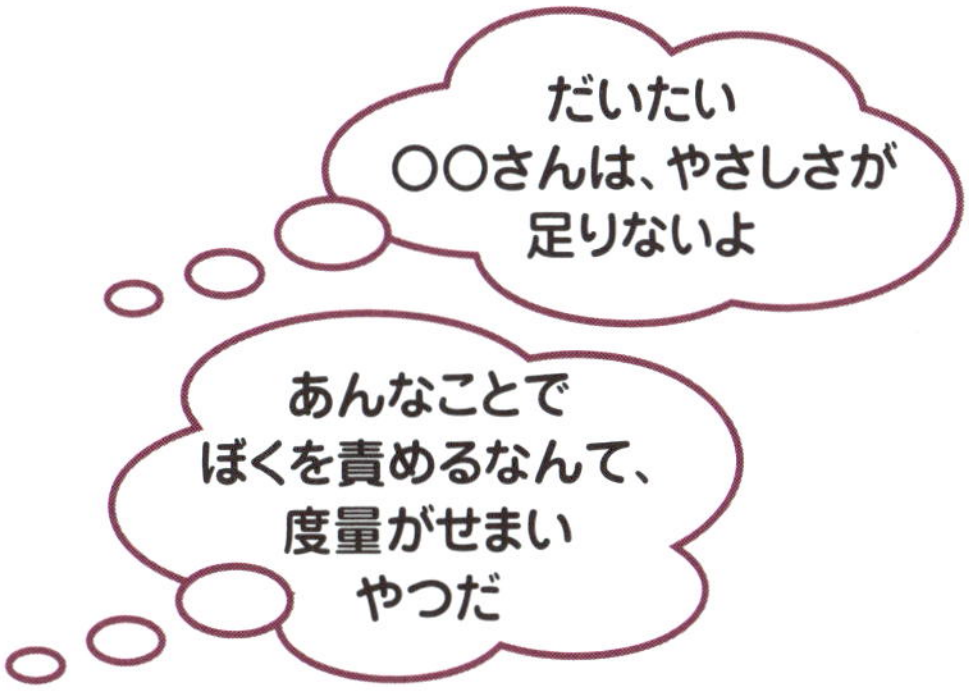
だいたい○○さんは、やさしさが足りないよ
あんなことでぼくを責めるなんて、度量がせまいやつだ

◆怒りに混じる感情

自己嫌悪や後悔が、心身をむしばんでいく

怒りと後悔は、一見正反対のようですが、怒る人ほど、怒ったことを悔やみがちになるなど、じつは連動しています。こうした暗くてつらい感情が、心や体の元気をうばっていきます。

後悔が大きいと心が疲れる

後から悔やむと書いて、後悔。今となってはどうしようもないことで思いわずらうため、心が消耗してしまいます。

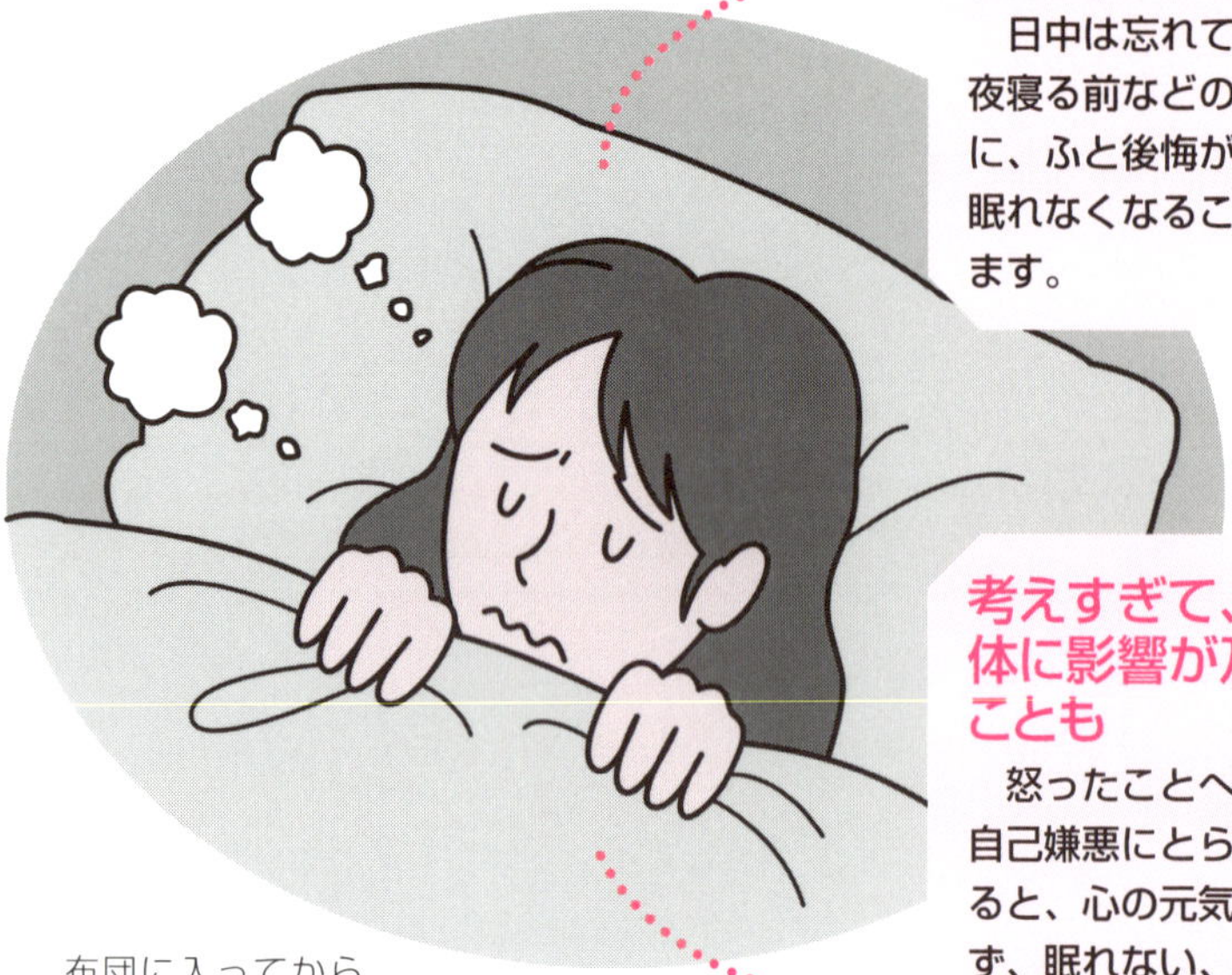

布団に入ってから、つい考えてしまう

なにもしていないときに後悔が出てきやすい

日中は忘れていても、夜寝る前などの心の隙間に、ふと後悔がよぎり、眠れなくなることもあります。

考えすぎて、体に影響が及ぶことも

怒ったことへの後悔や自己嫌悪にとらわれていると、心の元気が回復せず、眠れない、疲れやすいなど、体調にも影響が及ぶ場合があります。

後悔と怒りはセットでやってくる

怒るのはよくない、と知っていても怒ってしまう……。このような人にとって、怒りは自分を翻弄する一時的な感情。怒ったあとには必ず「悪いことをしてしまった」という後悔が出てきます。

後悔が頭から離れないと、しばしば「あのときこうしていれば」という考えに陥ります。すると、「あのときそうしなかった自分」や当時の状況に対する、新しい怒りを招いてしまうのです。

怒りは後悔に、後悔は怒りにつながりやすく、混在しているようです。ただ、どちらもうしろ向きな心のありようで、心身のエネルギーをうばっていきます。

怒りがくすぶると、ループから抜け出せない

過去のできごとをずっと思いわずらっていると、気持ちの余裕がなくなり、冷静な判断が下せなくなります。

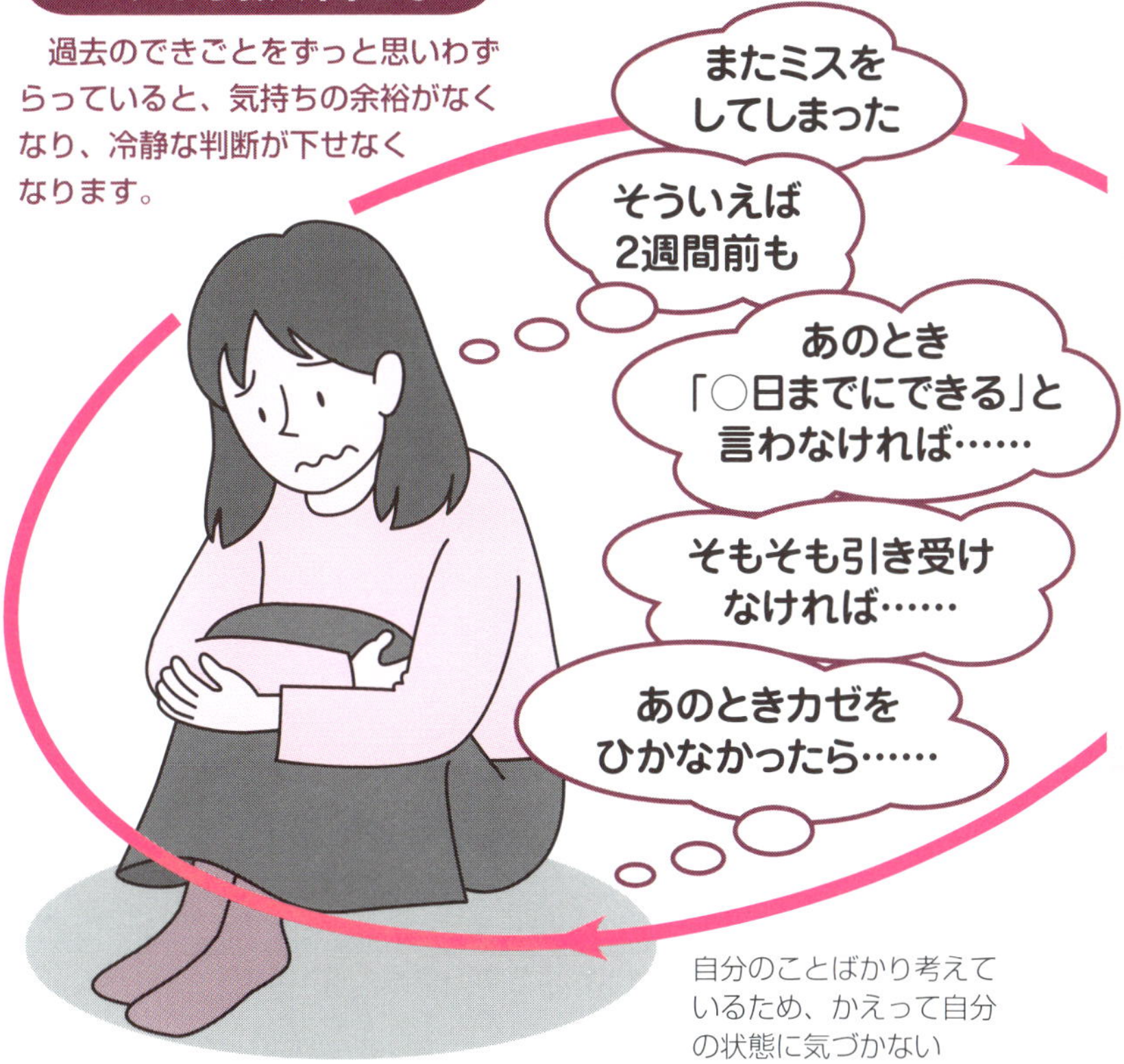
またミスをしてしまった
そういえば2週間前も
あのとき「○日までにできる」と言わなければ……
そもそも引き受けなければ……
あのときカゼをひかなかったら……

記憶のなかの怒りがよみがえる

今、後悔していることと似たようなできごとまで思い出されてきて、そのときのくやしさや怒りが戻ってきます。

考えてもしかたのないことにまで腹を立てる

そもそも「たら、れば」のことなので考えてもしかたがないのに、仮定のできごとにまで怒りが及びます。

自分のことばかり考えているため、かえって自分の状態に気づかない

怒りの真っただ中では、自分自身がみえない

上記のような「くよくよループ」に入ってしまうと、自分では冷静なつもりでも、実際には自分の状態を正確に判断できていません。これは、感情と思考が一体化しているということです。

むしろ、他人のほうが「心の不調」に気づきやすいものです。心配するような言葉をかけられたときは、「そんなことはない」などと反発せず、素直に受け入れてみましょう。

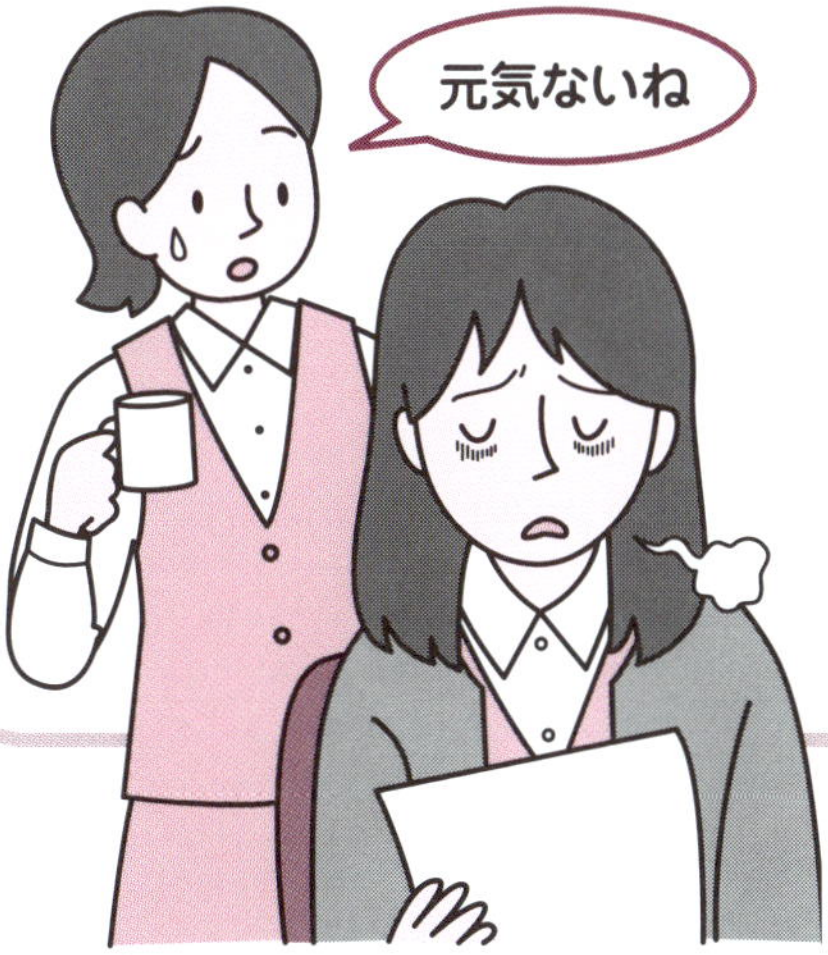
元気ないね

◆怒りはマイナス

怒りによる失敗経験は自信を失わせる

ただでさえ、怒りは自信を失わせ、自尊心を損ないます。ＡＤＨＤでは、その特性から怒りに巻き込まれて失敗しやすいのです。そのとき、自分を責めてしまう傾向のある人は自尊心が低くなります。

じつは心の疲労度が大きい

怒りはたくさんのエネルギーを消費するため、よく怒る人はエネルギッシュな印象を与えます。しかし、強く怒るほど心の消耗も激しく、落ち込みも大きくなります。

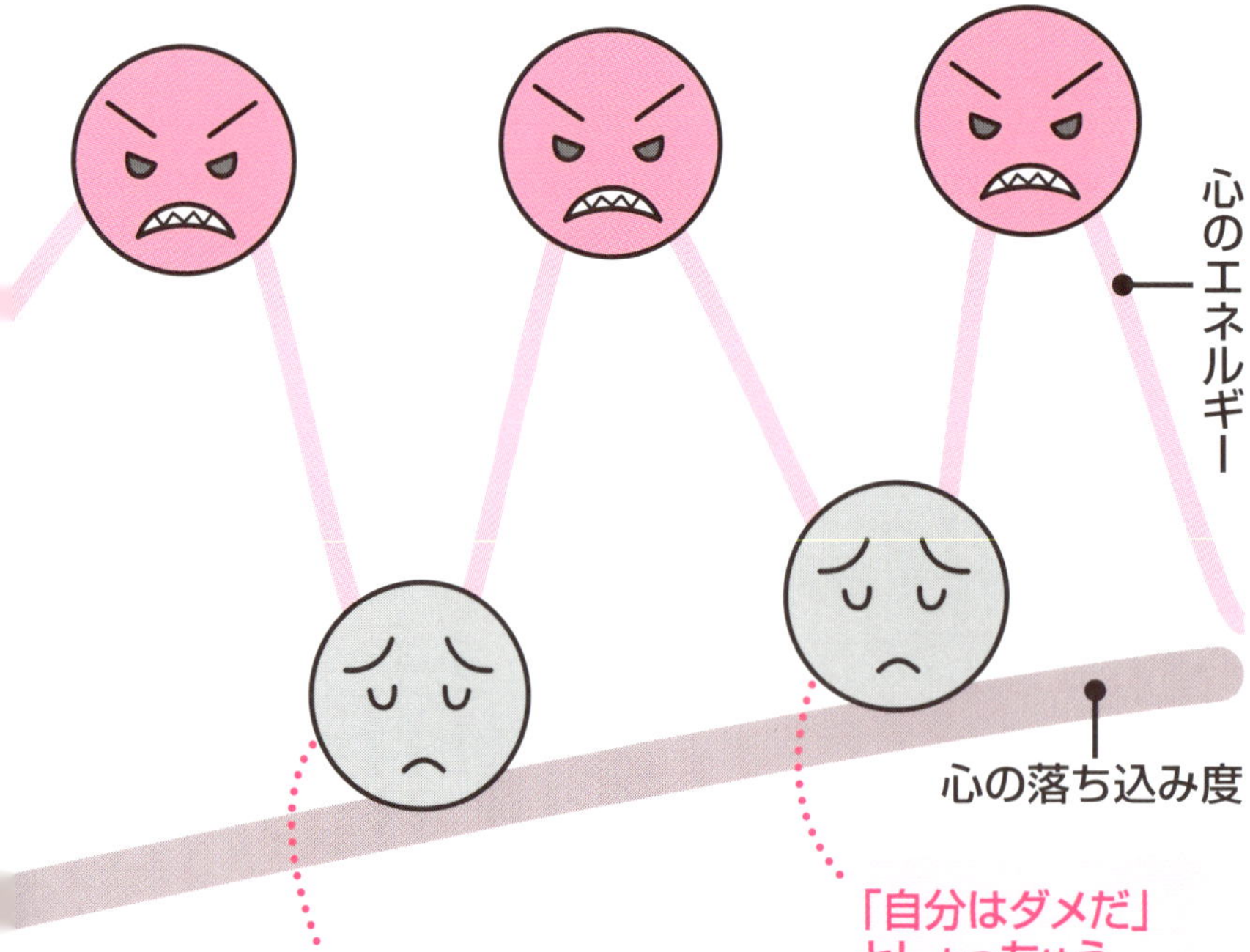

自分を「よい人間だ」と感じる機会がなくなる

怒ったあとは後悔がやってきます。また、怒っている最中はそもそも自分が〝よい〞とか〝悪い〞とか考える余裕がありません。激しく怒る自分のイメージと、あとからくる嫌悪感とで、自分を肯定的にとらえる機会が減ってしまいます。

「自分はダメだ」としょっちゅう感じてしまう

怒りと後悔はセットでやってくるため、よく怒る人ほど、「怒った自分はダメだ」と後悔する回数が多くなります。

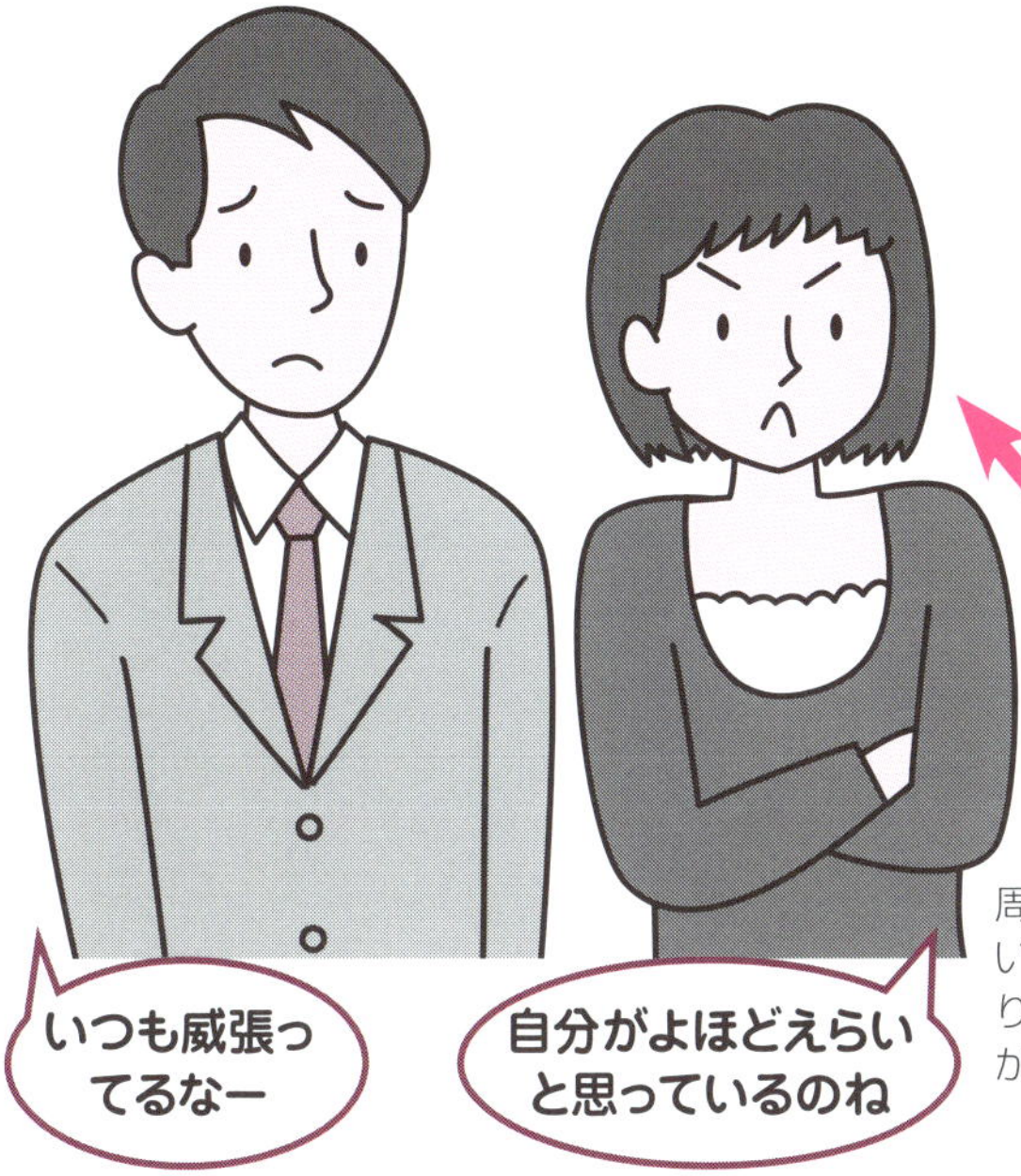
いつも威張ってるなー
自分がよほどえらいと思っているのね

周囲の人は、いやになったり、腹立たしかったり

周囲の人がもつイメージとのギャップもストレスに

怒りっぽい人は、自信がないわりに、周囲からは自信家とみられがち。このギャップや周囲の対応が、さらに落ち込みのもとになります。

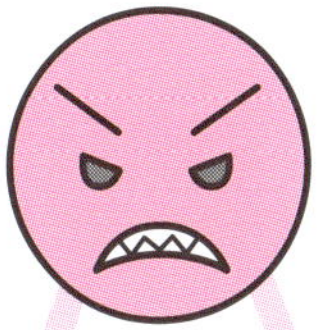

「怒る＝自信がある」と誤解されやすい

怒られた相手は、「ダメ出しされた」「持論を押しつけられた」と感じるもの。よく怒る＝相手を否定する＝自信がある、という理由づけをします。怒るのは、その自信ゆえと、誤解を招くのです。

「どうせダメ」が心に刻まれる

怒りはよくない、という一般的な意識と、怒りっぽい自分への嫌悪感が相まって、「自分はダメな人間だ」と自尊心が低くなります。

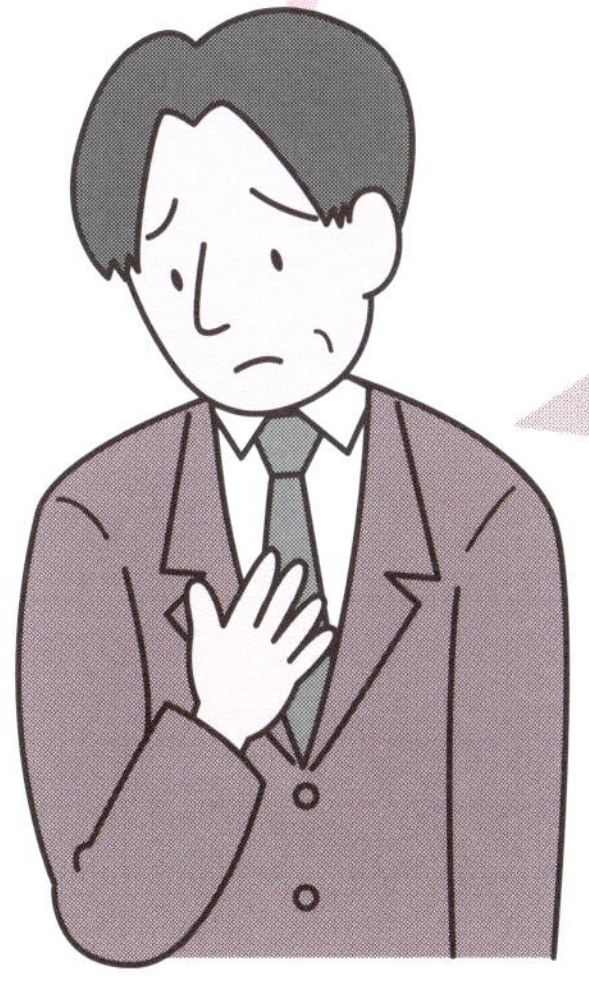

怒ってばかりいる人は、じつは心がヘトヘトに疲れている

「これでよい」と感じないと自尊心が育たない

自尊心は、「自分を自分でほめることができる心の状態」です。自分を肯定できて初めて育つものです。ところが怒っては失敗している経験がたび重なると、後悔ばかりしていることに。特に「自責」タイプでは、徐々にコンプレックスが強くなり、自尊心が低下していきます。

◆ストレスの影響

ストレスがあると怒りが爆発しやすい

同じようなできごとがあったとき、怒りが大きな爆発になるか、爆発せずに治まるかは、ストレスのあるなしに大きく関わっています。日ごろからストレスを減らすように心がけましょう。

問題はストレスの有無

怒りを爆発させずにすむかどうかは、ストレスの有無が関わっています。

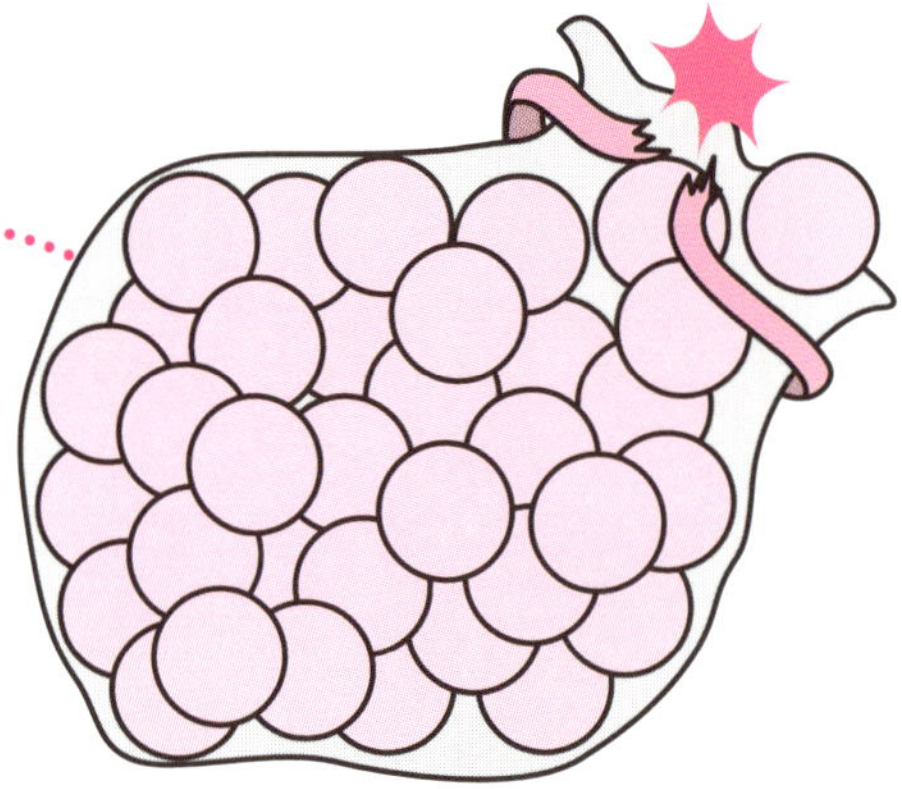

小さいストレスがいっぱい

一つひとつは小さくても、ストレスで袋がいっぱいになっていたら、ちょっとした怒りで堪忍袋の緒が切れる。

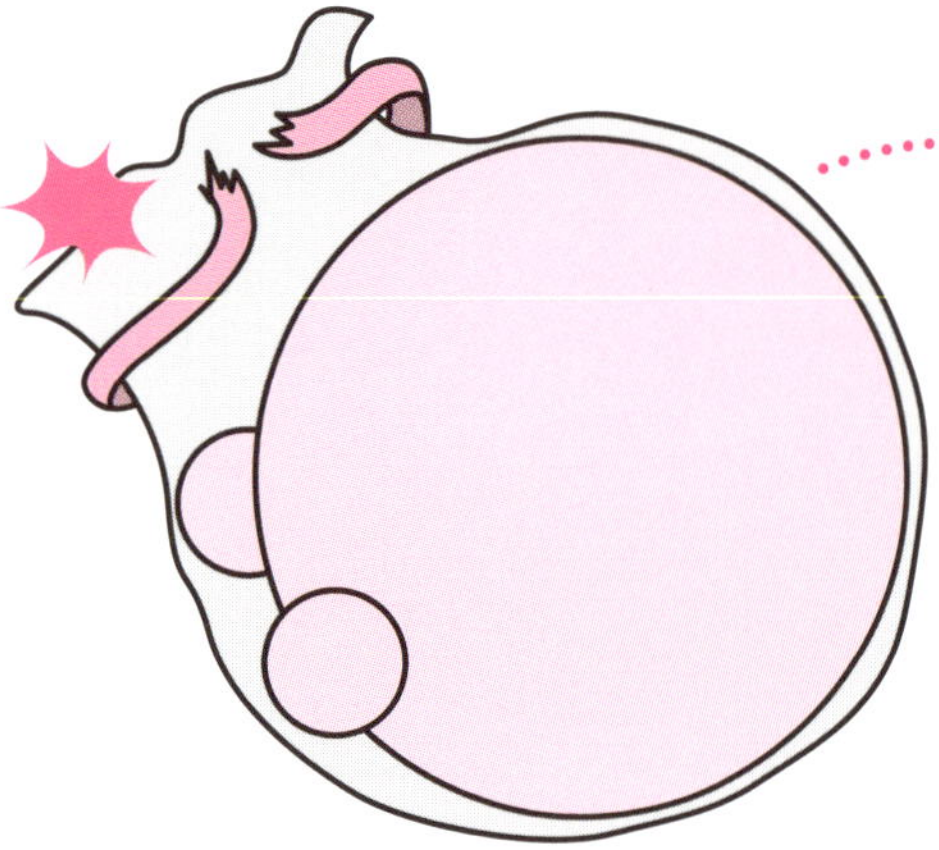

大きなストレスがあると

大きなストレスを抱えていると、日ごろから堪忍袋がパンパンの状態。ちょっとした怒りで堪忍袋の緒が切れやすい。

堪忍袋の大きさと中身の問題

イメージとして、心のなかには「堪忍袋」があり、袋が大きい人は、小さい人よりも怒りにくいといえます。しかし、袋の中身にも注意が必要。小さくてもたくさんストレスがあったり、大きなストレスが一つでもあると、ささいな怒りで爆発しやすくなります。

怒りのコントロールには、ストレス対策も欠かせません。ストレスがたまっているのは、日ごろがんばりすぎているせいもあります。ストレスは小さいうちに解消しておきましょう（↓第5章）。

怒りを急激にふくらませないためには、六秒のクールダウンを心がけましょう（↓第1章）。

怒りの爆発が治まらないのは

怒りには一時的な怒りと根深い怒りがあります。多くの怒りはその場の対処しだいで治まりますが、何度もくり返す怒りの場合、過去のできごとがトラウマになっていることがあります。また、さまざまな合併症があることも考えられます。

治まらない

合併している障害がある

怒りは６秒間をやりすごせば治まってきます。ところが強い怒りが長時間続く人がいます。ADHDにほかの障害を合併している場合があります。

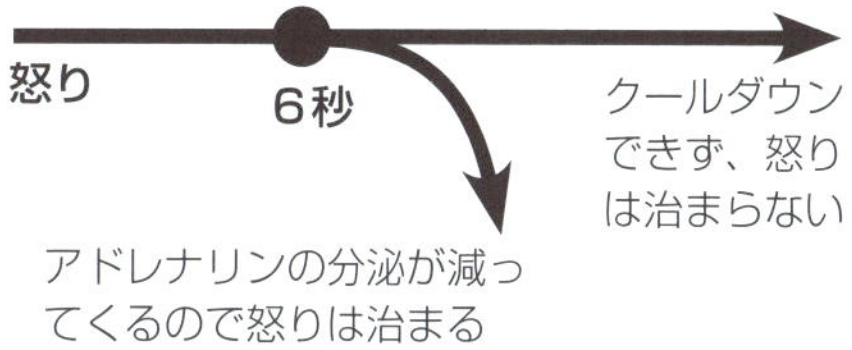
怒り
６秒
クールダウンできず、怒りは治まらない
アドレナリンの分泌が減ってくるので怒りは治まる

ADHDに合併することがある障害

- 抑うつ気分を伴う適応障害
- 情動や素行の異常を伴う適応障害
- アルコール依存
- 気分変調性障害
- 素行障害（行為障害）
- 反抗挑戦性障害
- ASD（自閉症スペクトラム）

また、生理前など女性ホルモンの変化はADHDを悪化させる傾向があります。

↓

ASDが合併していると

自分のこだわりや考えがあって、思いどおりにならずに怒ることが多い。臨機応変にできないので、パニックになって怒りが治まらない。また、相手の気持ちを読むのが苦手で、自分が正しいと思ったことを強く主張するため、怒りと受け取られることもある。

くり返す

ストレスフルな体験がトラウマになりやすい

過去の怒りの感情が、心の傷になっていると、同じような状況や言葉を言われたとき、怒りが急激にふくらみます。こうしたことが何度もくり返されます。

トラウマ ―― 昔のできごとが心の傷になっている。たとえば、子どものころ、自分では意味がわからないのに「謝れ！」と言われつづけ、苦しんだなど

↓

きっかけ ―― なにかの折に「謝れ！」と言われただけで、トラウマがよみがえってしまう

↓

怒り

専門家に相談を

怒りをくり返したり、長時間治まらないと、自分も苦しみます。トラウマや合併症がある場合、個人のがんばりだけで改善するのはむずかしいでしょう。専門家に相談してください。

症状によっては治療が必要です。認知療法などの精神療法をおこないます。また、セロトニンといった脳内の神経伝達物質を調整するＳＳＲＩ（選択的セロトニン再取り込み阻害薬）などの薬物療法をおこなうこともあります。

◆堪忍袋を上手に扱う

「怒らない」よりも「爆発させない」

激しくこみ上げる怒りを抑えるには、相当の力が必要です。怒りを無理にねじ伏せて怒らないようにするのではなく、爆発させないように怒りの勢いを逃がすことを考えましょう。

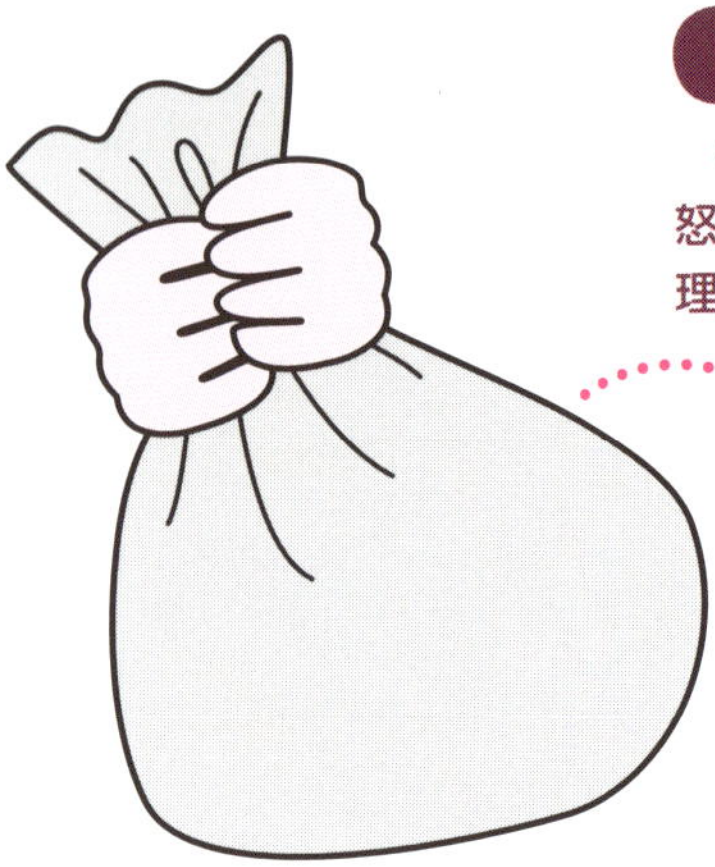

怒らない「ようにする」のは不可能

もともと、怒りは自然な感情なので、「わざと怒らないようにする」のは、体と心にかなりの無理がかかります。

他人と接触しないのは不可能

堪忍袋の口を開けないで「見ざる、言わざる、聞かざる」で他人との関わりを断てば、怒りを爆発させる機会は少なくなるでしょう。でもそれでは、社会生活が送れません。

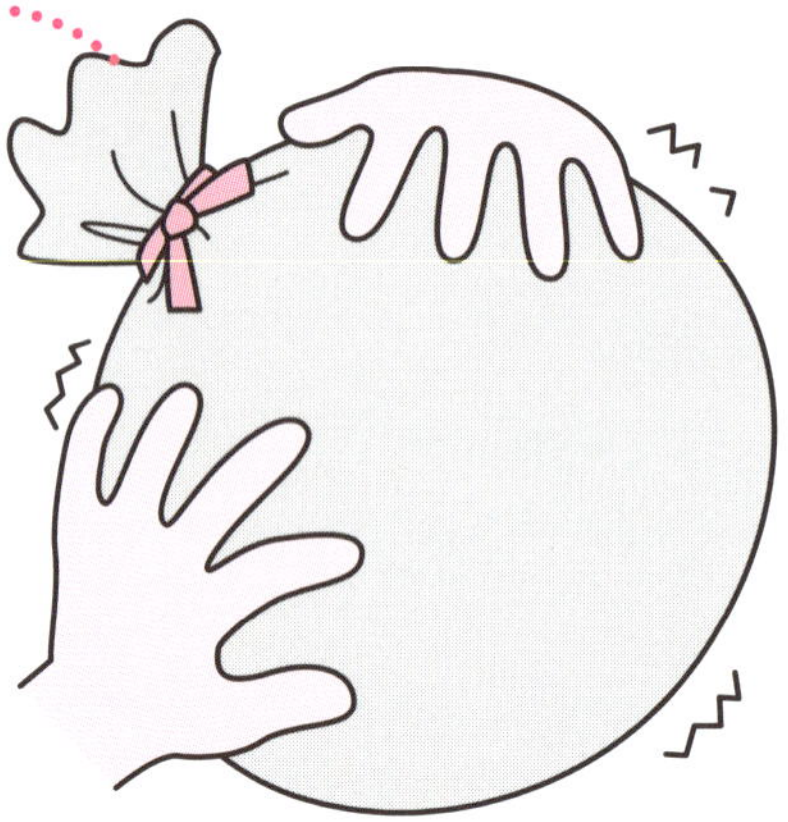

ただ怒りをこらえるのはむずかしい

いちどふくらんだ怒りを力ずくで抑えるには、大きなエネルギーが必要です。毎回、怒りを押さえつけてしのぐのは無理でしょう。堪忍袋がいつ爆発するかわかりません。

↓

いずれも、周囲との摩擦はなくならない

ごく親しい人なら、怒らない「ようにする」努力は認めてくれるでしょう。しかし、コミュニケーションに不便が生じたり、みるからに不穏な雰囲気をつくりだしたりする限り、周囲の人との摩擦はなくなりません。

怒りをがまんするだけでは効果は薄い

怒りをただがまんしようとすると、怒りとがまんとで二重にエネルギーを消耗し、ヘトヘトになってしまいます。しかも、「怒りをがまんしている」ことがみてわかるなら、周囲の人が感じる不快感は怒ったときとたいして変わりません。ただがまんするのは、消耗するわりに、効果が薄いのです。

小さく、少なく、を目指す

怒りが生まれるのはしかたがないことだと割り切ります。そのうえで、怒りを大きくしないことと、怒る回数を増やさないように工夫しましょう。

❶怒りを拾わない

怒りを起こす原因は、自分の身のまわりにたくさんあります。まずは、なにが自分をカッとさせ、怒りの原因になるのかを考えます。それがわかれば、拾わないように注意できます。

❷怒りを大きくしない

堪忍袋の中に怒りのかんしゃく玉がいくつか入っても、それ以上数が増えず、怒りそのものが大きくならなければ、緒が切れることはありません。

❸怒りを減らす

怒る回数を減らしたり、怒りを受け流したりして、爆発することがなくなると、心に余裕ができてきます。そこで趣味の活動に取り組むなどして、ガス抜きすることも大切です。

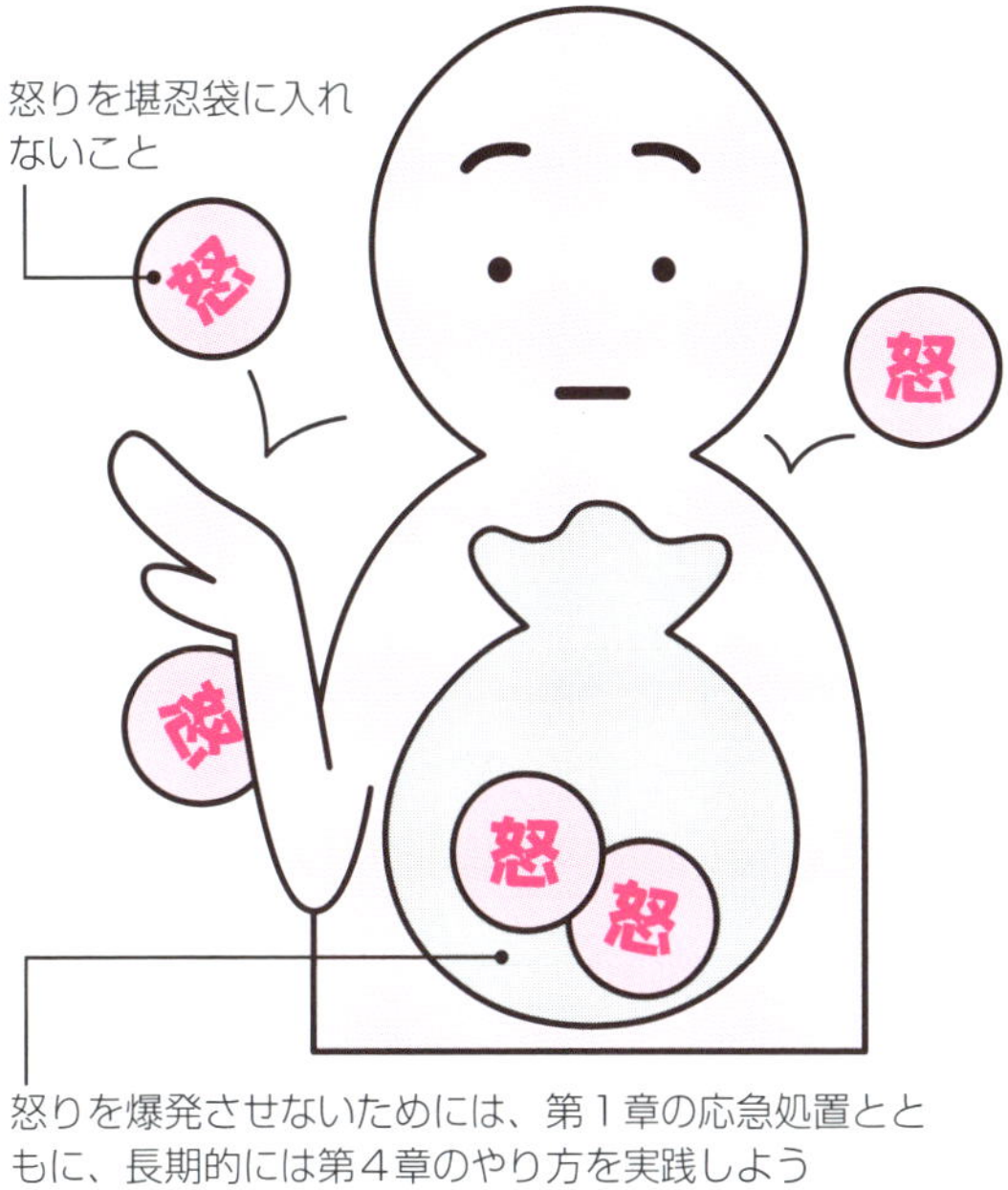
怒りを堪忍袋に入れないこと
怒
怒
怒
怒
怒
怒りを爆発させないためには、第１章の応急処置とともに、長期的には第４章のやり方を実践しよう

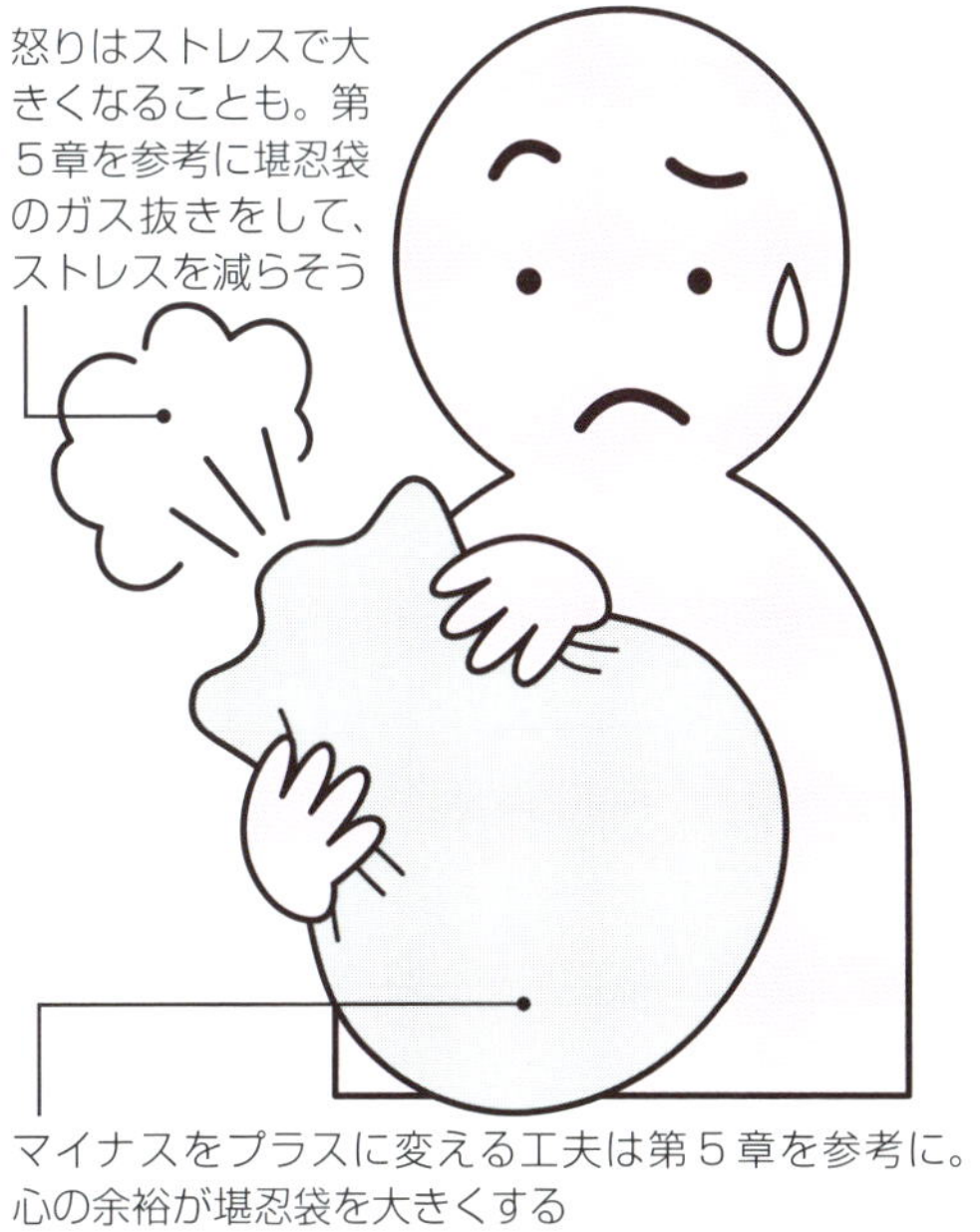
怒りはストレスで大きくなることも。第５章を参考に堪忍袋のガス抜きをして、ストレスを減らそう
マイナスをプラスに変える工夫は第５章を参考に。心の余裕が堪忍袋を大きくする

周囲の人へ 2 本人が謝ったら、水に流したい

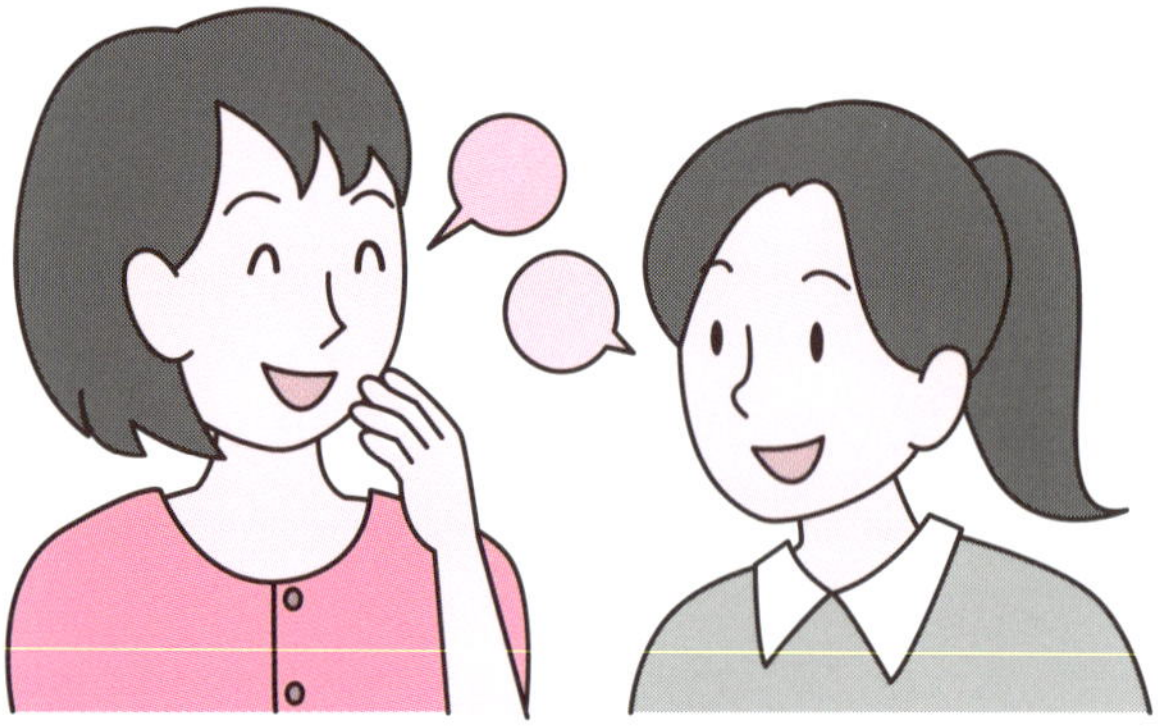

おしゃべりはストレス解消に役立つけれど、怒りを招きかねないグチには注意。楽しい気持ちが、怒りをしずめる

謝罪を受け取りましょう

ＡＤＨＤの特性があると、怒りは、スコールのように突然降り注ぎ、サッとやんであとは青空……。怒っても、うそのようにおだやかになることがあります。

このような場合、本人は何時間もイライラを引きずることはありません。

しかし、周囲の人が受けるストレスは相当です。しかも、当の本人はケロリとして悪びれていないのも、周囲の人のイライラを加速させるでしょう。本人は怒ったことを忘れてしまう場合もあります。そして、謝ることをうっかり忘れてしまう場合もあります。

ですから、本人が「怒ってごめん」と謝ってきたら、まず聞く耳をもちましょう。本人は「怒るのはいけないことだ」と思い、直そうとしているのです。「謝ってすむか！」と思うでしょうが、せめて、本人の努力は認めてあげたいものです。

自分のストレス解消を心がけて

ささいなことで怒られれば、モヤモヤするのは当然です。大切なのは、ためこまないことです。リフレッシュの時間をつくり、ストレスを解消するようにしましょう。

また、本人の怒りが治まったあとに、「私は、突然怒られるとびっくりするし、悲しい気持ちになる」としっかり伝えることも大切です。

3

怒りの「タネ」をみつけよう

怒りには、「タネ」となる、原因やきっかけが必ずあります。
怒りをコントロールするためにも、
「タネ」がどんなものかを知っておきましょう。

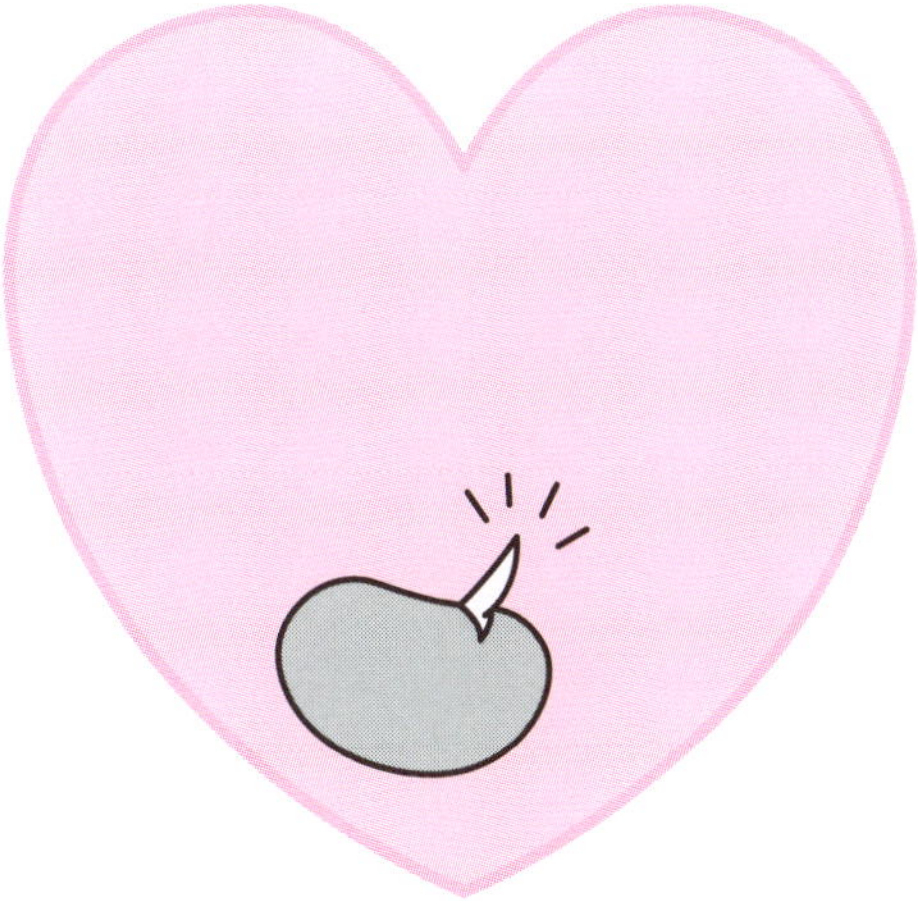

◆怒りは悪か？

もともとは身を守るための自然な反応

怒りじたいは感情のひとつ。危機や攻撃に対する自然な反応です。もともと、怒りはヒトが生き残るために欠かせない要素でした。ただ、現代では、その表現方法に注意する必要があります。

自律神経が「動」と「静」をコントロールしている

心臓を動かし、呼吸し、食べたものを消化して栄養として吸収する……生きるための営みは、私たちの意志とは関係なく進みます。自律神経は、このような体の基本的な機能を調整する役割を担っています。

自律神経

動をつかさどる「交感神経」と静をつかさどる「副交感神経」があり、互いにバランスを取りながら働いている。

交感神経 ⟷ 副交感神経

交感神経

- 呼吸が速くなる
- 脈拍が速くなる
- 血管が収縮して、血圧が上がる

体を活動的にする

交感神経は、血液の循環や呼吸を促進するように働くため、体が活動に適した状態になる。

副交感神経

- 呼吸がおだやかになる
- 脈拍がゆっくりになる
- 血管が拡張する
- 胃腸の働きが活発になる

体をリラックスさせる

副交感神経の働きがメインになると、呼吸や拍動がゆっくりになり、体がゆるんでリラックス状態になる。消化・吸収が活発になって、体の修復が進む。

怒っているときは、交感神経が働いている状態

怒っているときは、交感神経のスイッチが入った状態。体は臨戦態勢に入っているのです。

怒っているときは、体が緊張状態に

怒りを感じると、意識しなくても、脈拍や呼吸が速くなります。これは、交感神経が働いているサイン。交感神経のスイッチが入ったために、自然に体が活動に備えた状態になっているのです。

怒りのパワーで身を守る

長い進化の道すじを、ヒトは生きるために外敵に怒り、戦うことで乗り越えてきたのです。

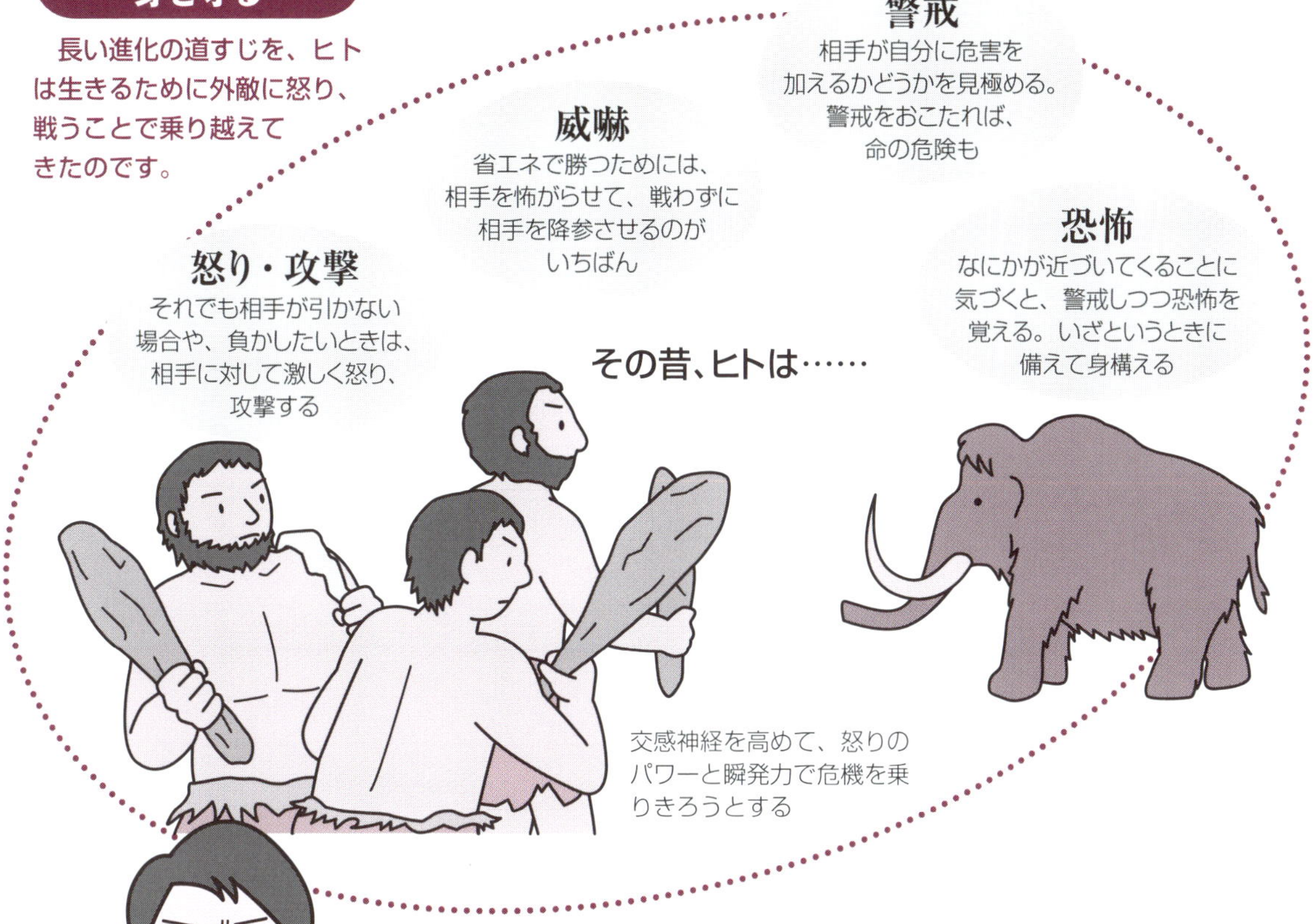
その昔、ヒトは……
恐怖
なにかが近づいてくることに気づくと、警戒しつつ恐怖を覚える。いざというときに備えて身構える
警戒
相手が自分に危害を加えるかどうかを見極める。警戒をおこたれば、命の危険も
威嚇
省エネで勝つためには、相手を怖がらせて、戦わずに相手を降参させるのがいちばん
怒り・攻撃
それでも相手が引かない場合や、負かしたいときは、相手に対して激しく怒り、攻撃する
交感神経を高めて、怒りのパワーと瞬発力で危機を乗りきろうとする

生きるために怒り、進化してきた

もっとも根源的な怒りとは、「自分を傷つけるものへの怒り」です。ヒトは、獲物をとるか獲物になるかしかなかった原始時代には、危険に立ち向かうために怒り、力を発揮してきました。怒りのエネルギーは、生きるエネルギーでもあったのです。

現代人の脳にも、「身構え、怒る脳」が働いている

協調を重んじる現代社会に生きる私たちにも、原始時代を生き抜いた時代の脳が残っています。上手にコントロールしていきたいものです。

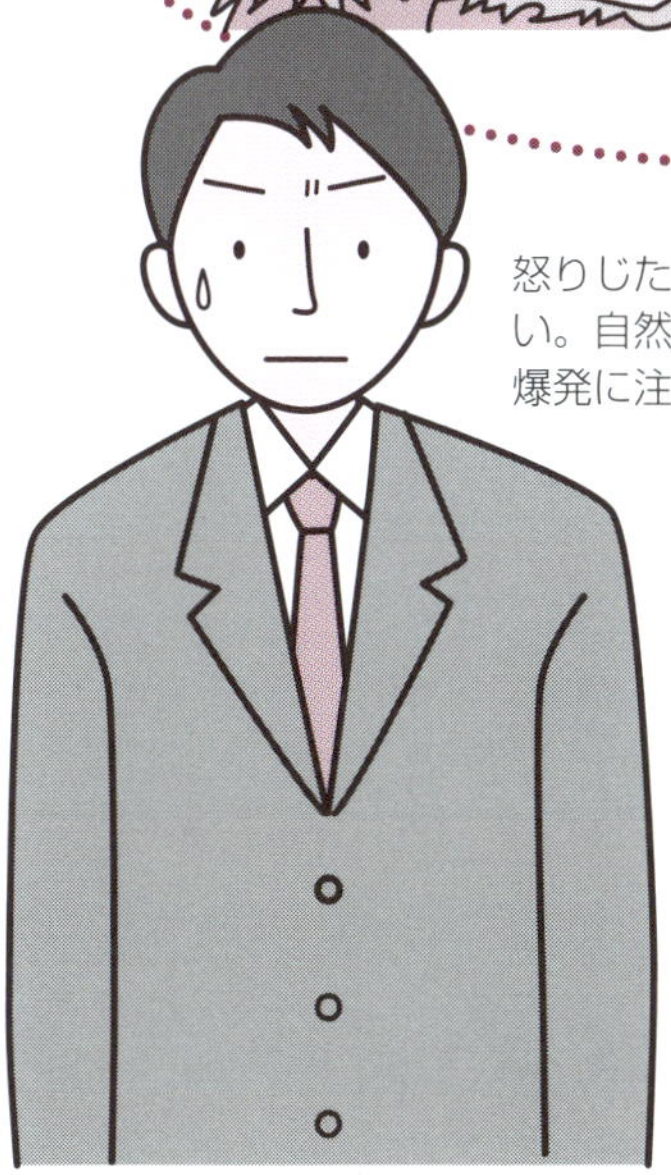
怒りじたいは悪くない。自然な感情だが爆発に注意

◆考え方のクセ

解釈のしかたで怒りのタネが生まれる

怒っているときは、自分のまわりに怒りの原因があると思いがちです。しかし、できごとは解釈しだい。そのとらえ方や考え方にクセがあって、「怒りのタネ」を自ら生み出しているのです。

できごとは解釈しだいで怒りを生む

できごとに意味を感じ、それに怒ったり喜んだりするのは、私たちができごとを自分なりに「解釈」しているためです。

できごと

できごとは、単に一瞬一瞬起こるだけ。それじたいに、意味はありません。

①夕方、仕事から帰ってきた妻が、急いで夕食のしたくをしています。そこに、遅れて帰宅した夫が「ご飯はまだ？」と聞いてきました。

②疲れているのにしたくをしていた妻は、とっさに「夫が夕食をせかしている」と感じました。

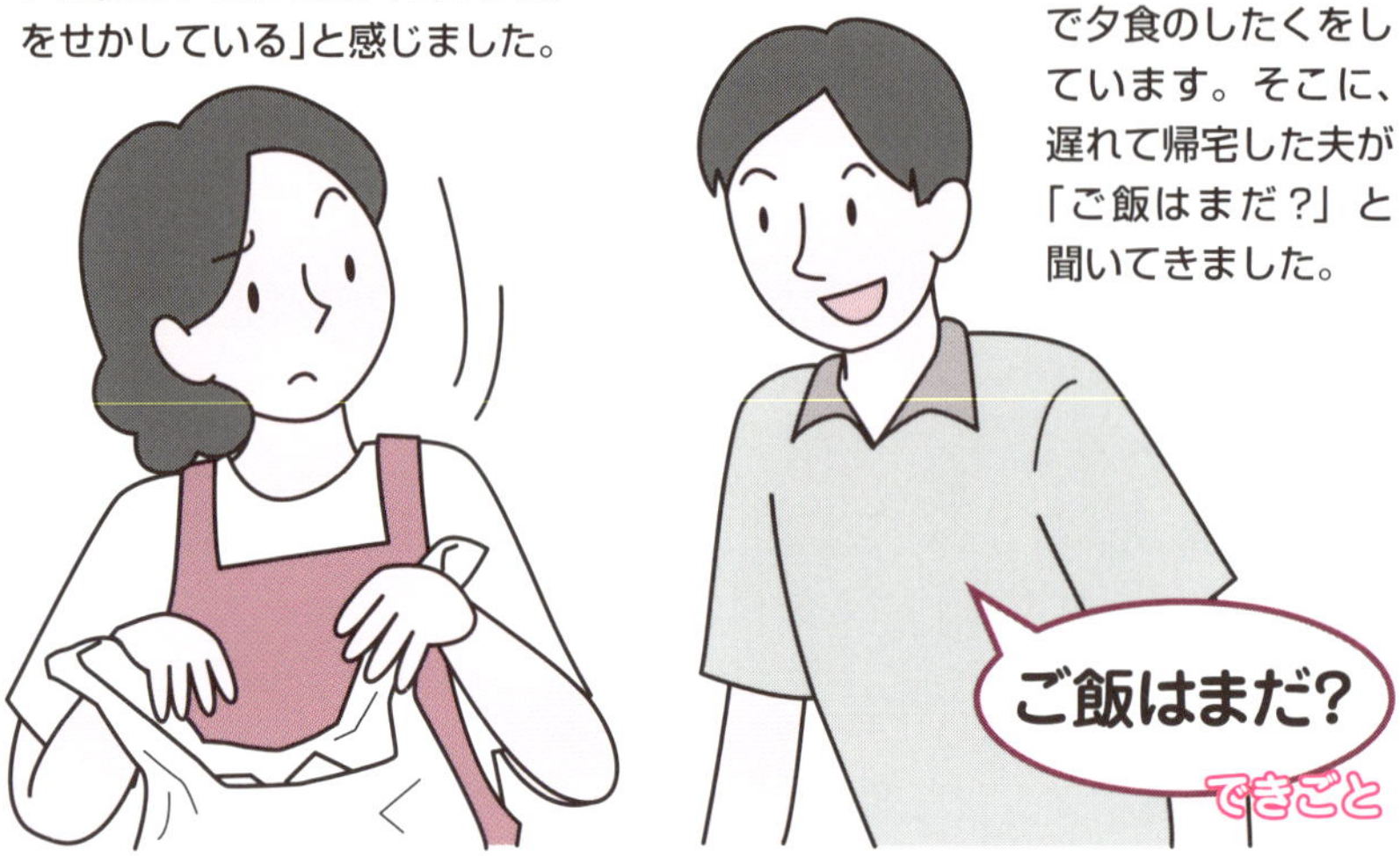

できごとの解釈は偏りやすい

私たちは、日々のできごとをしばしば「ラッキーだった」「ついてなかった」などと感じます。できごとは同じでも、それを自分なりに解釈して、喜んだり落ち込んだり、怒ったりしているのです。

　できごとの解釈のしかたには、人によってそれぞれちがいがあり、特有の「クセ」があります。それが、その人の性格となり、個性ともなっています。

　怒りっぽい人は、できごとを勘違いしたまま解釈していることがあります。また、それじたいには意味のないできごとを、マイナスの思い込みにより「怒りのタネ」に変えていることもあります。

解釈がパターン化すると、いつも同じ感情が起こる

ほとんどの場合、ものごとの解釈は無意識に進みます。そのため、しばしば一定のパターンをくり返すことになります。怒りっぽい人は、心のなかで自動的に怒りのタネを生み出しているのです。

考え方にはクセがある

できごとのとらえ方に偏りがあって、怒りにつながるような考え方をしてしまいます。

解釈

できごとをどのように解釈するかによって、初めてできごとに「意味」が加わります。どのように解釈するかで、わき上がる感情が変わり、できごとに対する反応が決まります。

感情

自分なりの解釈に添った感情が生まれます。できごとを悪く解釈すれば怒りや悲しみが出てきますし、よく解釈すれば喜びを感じます。「そんなものだ」と受け止めれば、感情が大きくゆさぶられることはありません。

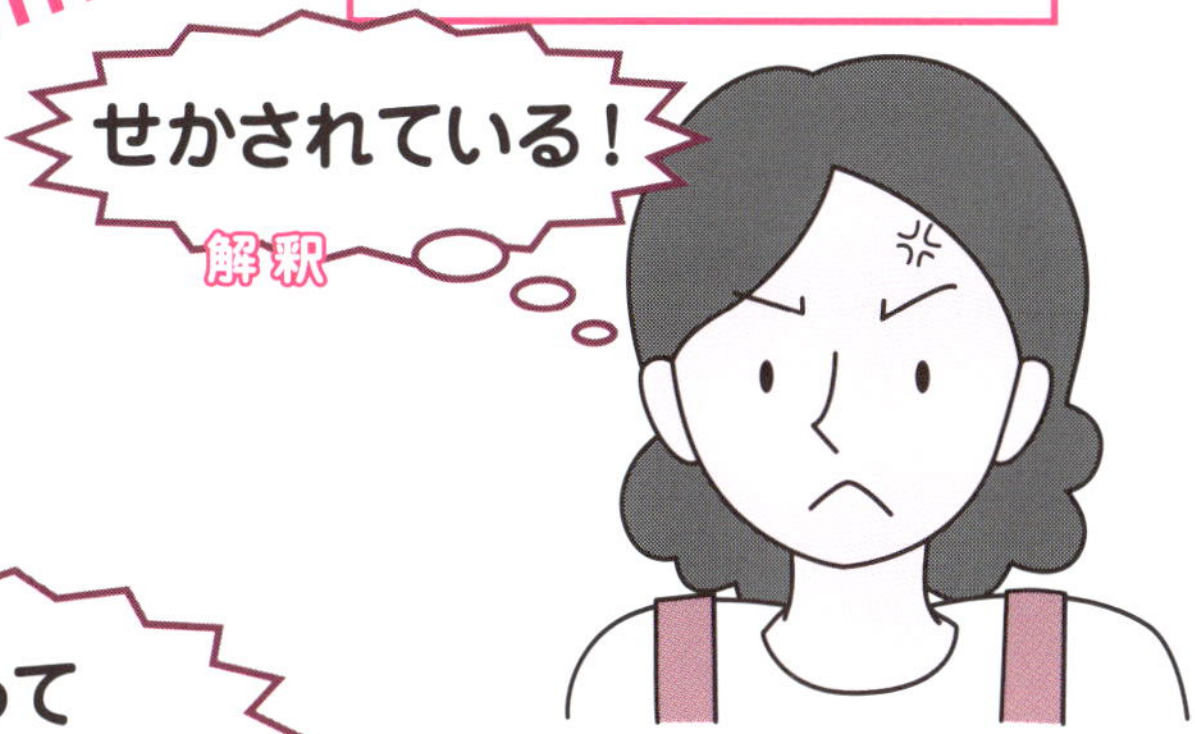
せかされている！
解釈

③私は仕事をしてご飯もつくる。夫は帰れば夕食ができているのが当然だと思っている!?　妻は思わず強い口調で言い返します。

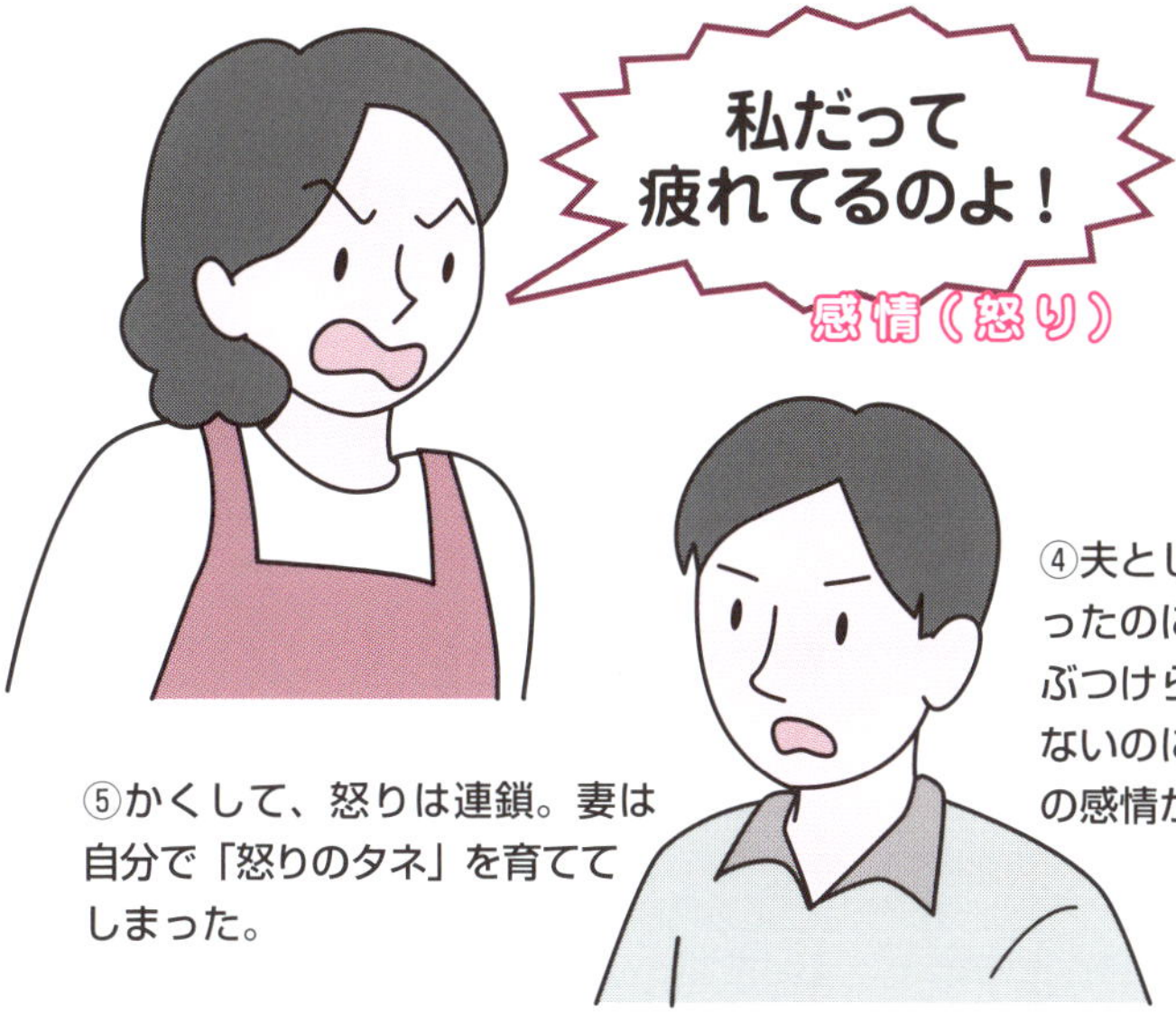
私だって
疲れてるのよ！
感情（怒り）

④夫としてはほんの軽い質問だったのに、いきなり妻に怒りをぶつけられた。初めは怒っていないのに、夫もカッとして怒りの感情がわくことも。

⑤かくして、怒りは連鎖。妻は自分で「怒りのタネ」を育ててしまった。

◆ADHD特有のタネ

感情のコントロールや客観視が苦手

ADHDは発達障害のひとつで、脳の機能にアンバランスなところがあり、ものごとの対応に偏りが生じがちです。なかでも、計画を立てて着実に実行する「実行機能」が弱いという特性があります。

脳の機能にアンバランスがある

ADHDの特性は、性格や意志の弱さが原因なのではなく、脳の働きのアンバランスに原因があることがわかってきました。

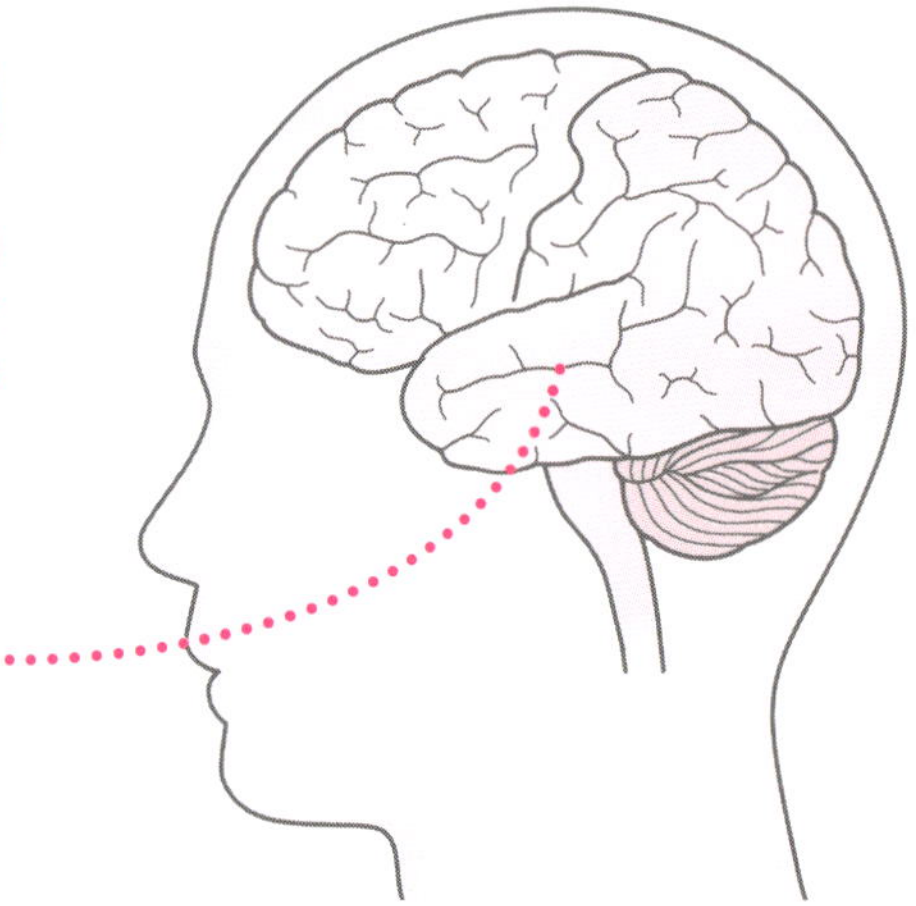

脳の「実行機能」がうまく働きにくい

私たちの脳はそのときどきの状況を「認識」し、「ふさわしい対応」を選び、「確実に実行」します。この一連の働きは、「実行機能」と呼ばれます。

ADHDでは、この機能にアンバランスが生じていると考えられています。

ADHDと関係の深い実行機能

ADHDでは、特に、6つの要素に関わる実行機能（下表）に障害があると考えられています。

要素	脳の働き
取りかかり	やらなければならないことが複数あるときに、全体を把握し、優先順位をつけてからスタートする
焦点化	まんぜんと取り組むのではなく、注意する対象をしぼり込む。さらに、注意する対象を順番に、スムーズに移動させる
努力	最後までやりとげるために意識を研ぎ澄まし、がんばって作業のスピードを保つ
感情	感情をコントロールし、欲求のままに行動するのを防ぐ
記憶	いくつかの作業を同時に進めるために、情報を一時的に記憶しておく働き（ワーキングメモリー）を活用し、作業をスムーズに進める
行動	自分の行動を客観的にみることができ、必要なときは自分で自分を制御する

感情に流されてしまい怒りにつながりやすい

私たちの脳には、状況を総合的に判断して行動を選ぶ「実行機能」が備わっています。計画どおりに進めていくには、的確に状況をとらえ、ときには感情をコントロールしていかなくてはなりません。

ＡＤＨＤでは、実行機能がうまく働かないと考えられています。たとえば、仕事がいやになったり不満でいっぱいになったとき、その感情に流されてしまいがちです。また、ケアレスミスや叱責につながりやすく、ひいては自己嫌悪や自責にもなります。

しかし、いつもミスが多いので、その対処法を考える習慣ができている人もいます。その場合は、突発的なトラブルにも臨機応変で対応できるでしょう。

適切な判断と、対処ができない

場面に応じて適切に判断することや、２つ以上のことを同時におこなうことが苦手です。

たとえば

急病で休んだ同僚の仕事をフォローすることに

優先順位がわからない

なにを先に処理しなければならないか、後回しにしてもよいのはどれかを判断できません。

ほかの仕事がすぐに覚えられない

ふだんはほかの人がしている作業なので、振られても、その手順がきちんと覚えられず、もたついてしまいます。

本音をつい言ってしまう

全員で作業を分担しなければいけないのに、「できないかも」など、つい口に出してしまいます。悪気はなくても、周囲には勝手な人だと受け取られます。

本人も周囲も、できないことに腹が立つ

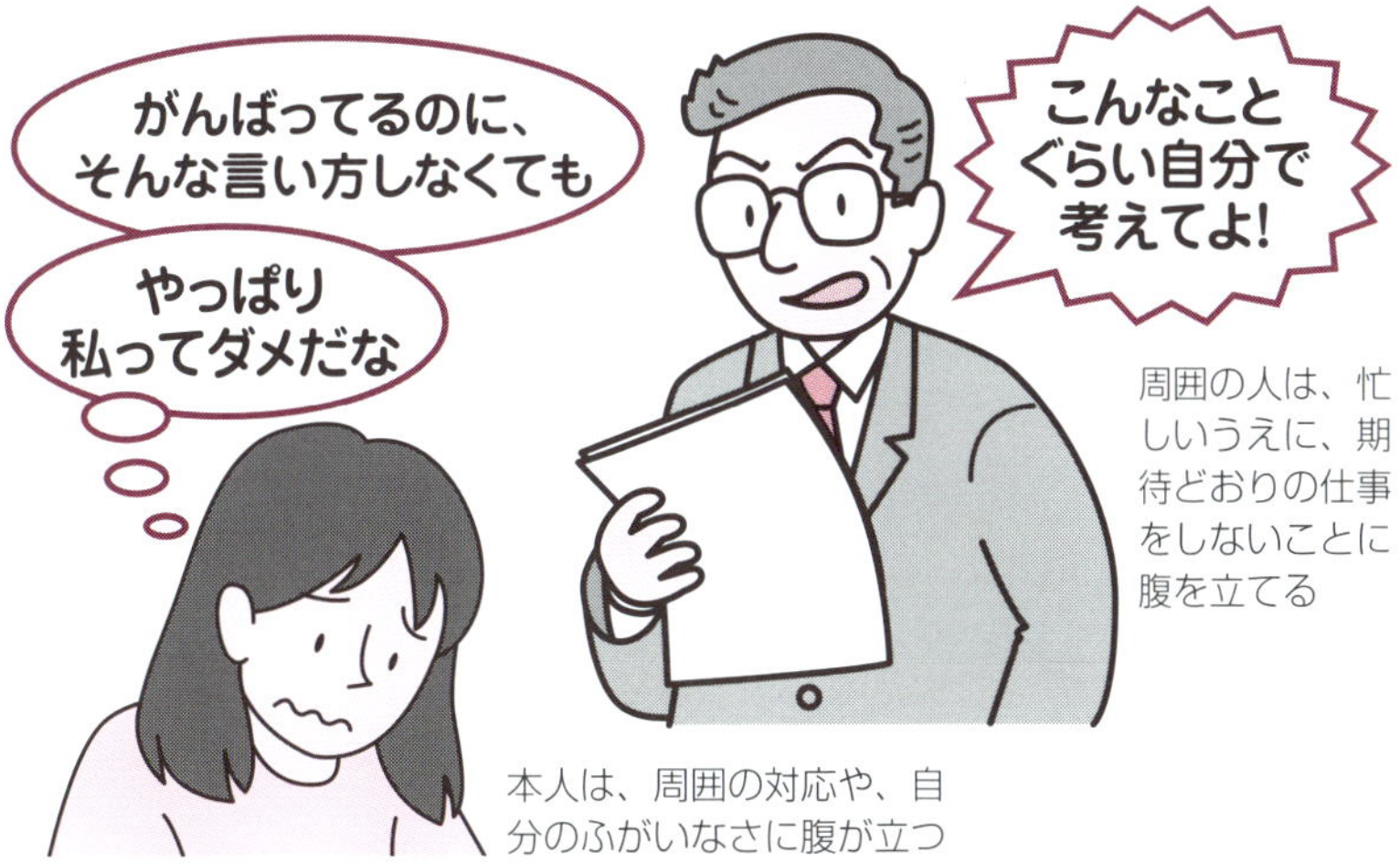
がんばってるのに、そんな言い方しなくても
やっぱり私ってダメだな
こんなことぐらい自分で考えてよ!

周囲の人は、忙しいうえに、期待どおりの仕事をしないことに腹を立てる

本人は、周囲の対応や、自分のふがいなさに腹が立つ

◆ＡＳＤを合併していると

想定外のことで大パニックになりやすい

ＡＤＨＤにはＡＳＤ（→Ｐ37）を合併することが少なくありませんが、この場合、もうひとつ怒りのタネが。「想定外のできごと」に動揺しやすく、それが怒りを招くことがしばしばあります。

突然の変更に強く反応してしまう

「急に」「想定外のことが起こる」。この２つがそろうと、激しく動揺し、しばしば怒ってしまいます。

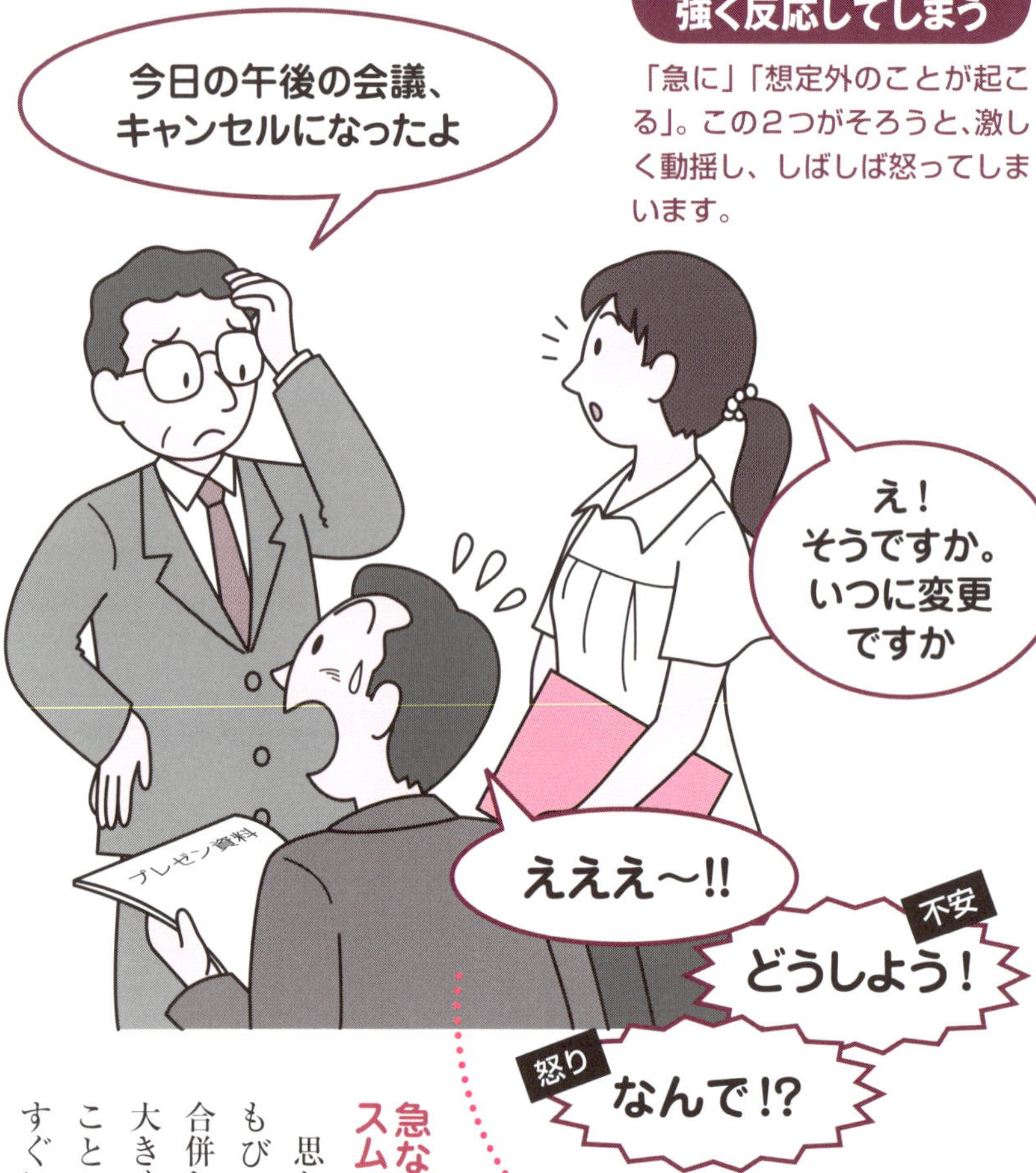

今日の午後の会議、キャンセルになったよ
え！ そうですか。いつに変更ですか
えええ〜‼
不安
どうしよう！
怒り
なんで⁉

パニックに陥る

「当然こうなるだろう」と自分が思っていたのとちがう状況になると、周囲の人が驚くほど動揺してしまいます。自分の考えをすばやく、柔軟に切り替えるのが苦手な人ほど、ショックが大きく、そのぶん怒りも強くなります。

急な予定変更にスムーズに対応できない

思わぬできごとがあると、誰でもびっくりしますが、ＡＳＤを合併していると、特にその程度が大きくなります。突然、想定外のことが起こると、「なんで⁉」とすぐに怒りのスイッチが入ってし

相手が当然と思っているることがわからない

指示が具体的ではないと、なにをすればよいのかよく理解できません。また、臨機応変が苦手で、内容から推測することも得意ではありません。

暗黙の了解を読み取るのが苦手

人はしばしば、自分がわかっていることは相手もわかっていると思い込みがち。そのため、話すときに自分が当然と思う部分を省略することはよくあります。ASD を合併していると、「省略された」部分を読み取ることがなかなかできません。

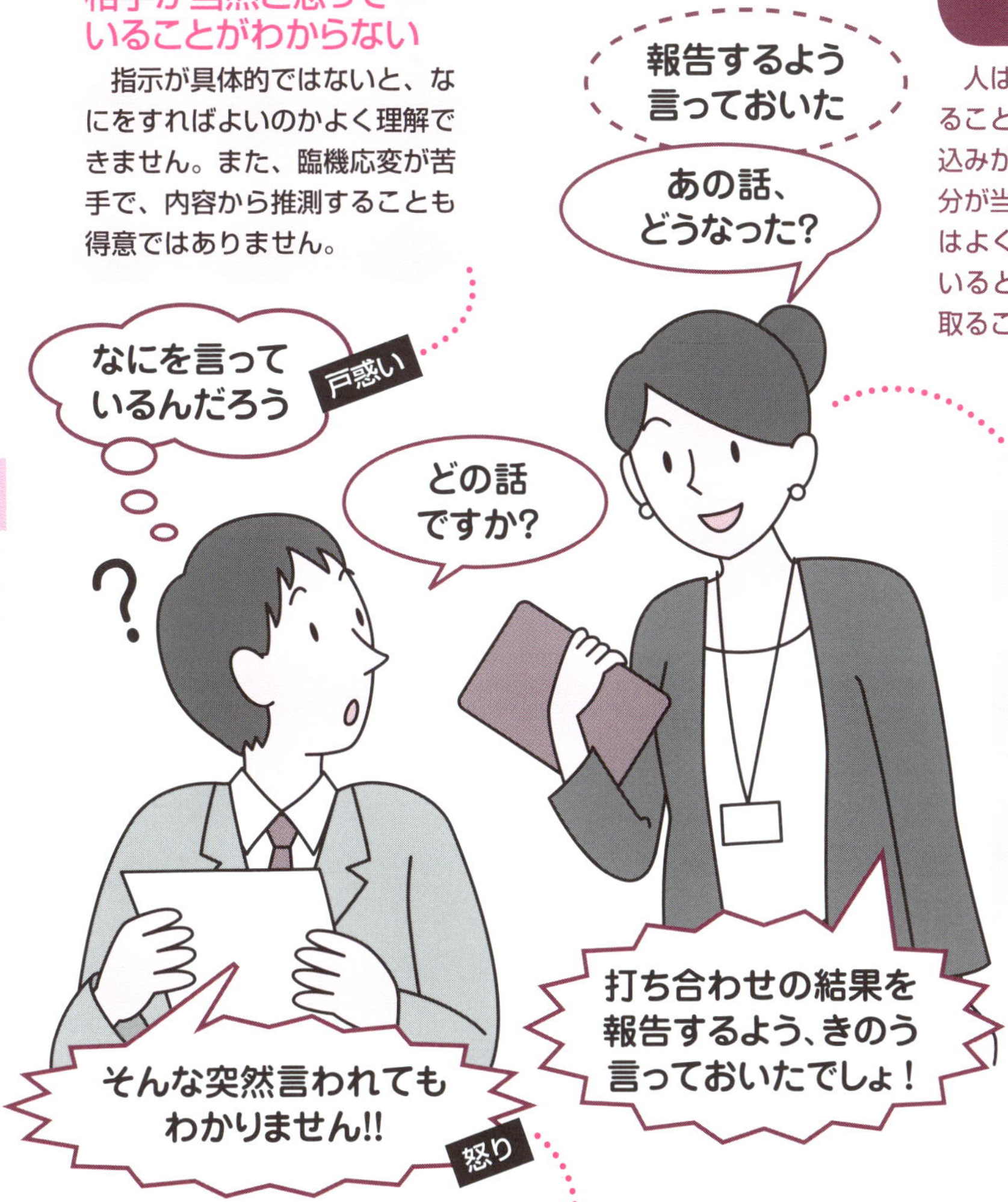
報告するよう言っておいた
あの話、どうなった?
なにを言っているんだろう
戸惑い
どの話ですか?
?
打ち合わせの結果を報告するよう、きのう言っておいたでしょ!
そんな突然言われてもわかりません!!
怒り

周囲の人は、当然だと思っていることがわかってもらえないと腹が立つ

当然と思っていることをもう一度説明しなければならず、イライラしがち。「そんなこともわからないのか」と、相手の能力を否定する言い方になることもしばしばです。

突然怒られ、腹が立つ

相手の言っていることがわからないと言っただけなのに怒られ、自分も怒り返してしまいます。自分の人格や能力を傷つけることを言われると、ますます怒りが大きくなります。

まったり、必要以上に動揺したりと、冷静に対処できません。

とっさに注意を切り替えるのが苦手なうえ、相手の言うことを最後まで聞かない傾向があるため、指示の意図を正確に把握できない場面が多くなります。また、「暗黙の了解」が理解できないので、相手をイライラさせたり、わけがわからず自分がカチンと感じる場面も増えてしまいます。

◆情けない自分

失敗つづきで自分に怒ってしまう

失敗すると自己嫌悪に陥るのは誰もが経験すること。しかしＡＤＨＤの特性のために失敗が多くなりがちで「自分はダメだ」と感じる場面も少なくありません。できない自分や怒ってしまう自分に腹が立ちます。

自分こそが怒りのタネに

悪気はないが失敗が多いため、周囲は「こりない人」と思いがち。しかし、本人はミスをするたびに、できない自分に落ち込み、傷ついています。

会社で

作業に集中できず、締め切り前にあわててしまう

準備不足で臨んだプレゼンテーションで質問攻めに

大事な仕事相手との打ち合わせにも、つい、うっかり、遅刻

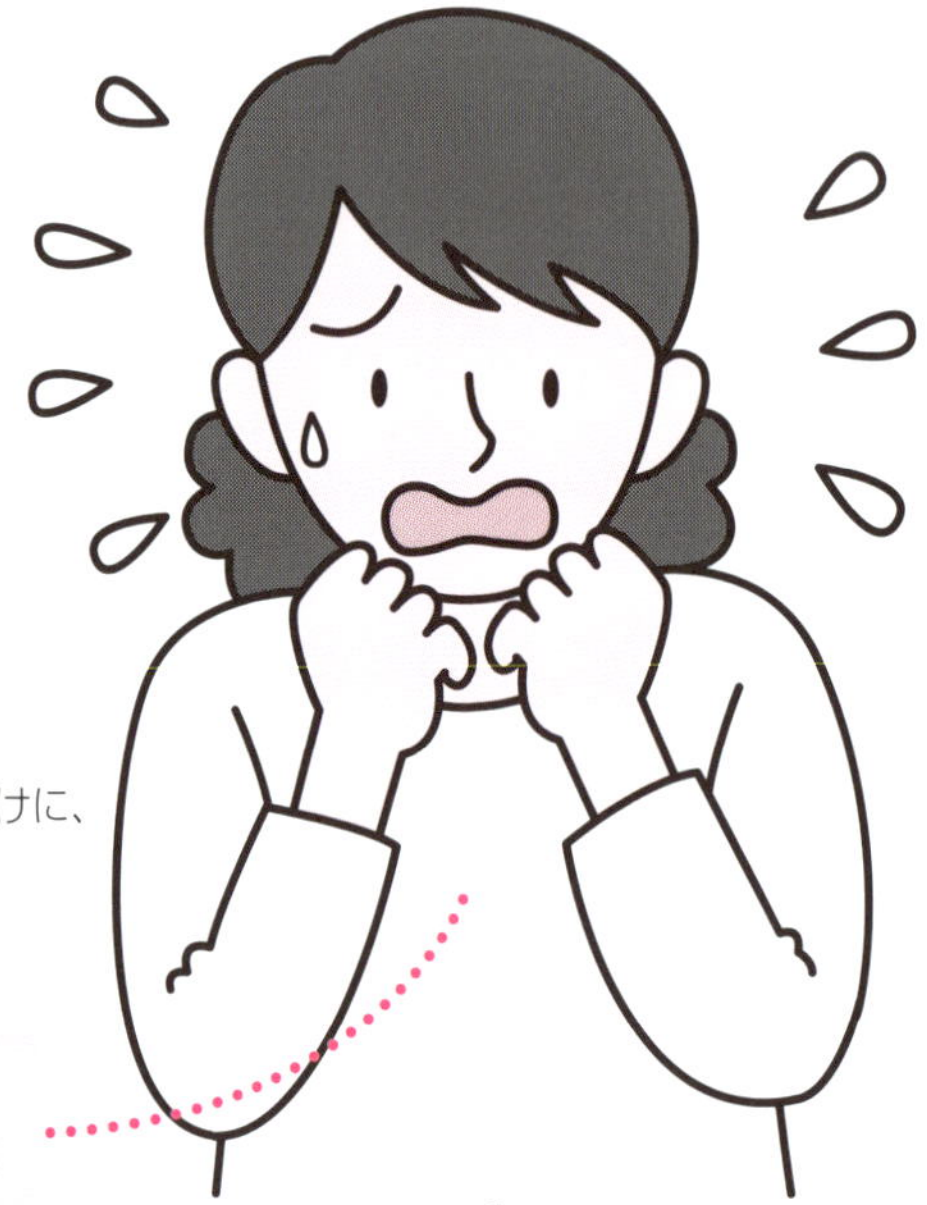

「つい、うっかり」なだけに、ミスが心に刺さる

できて当然と思われ、パニックに

大人の ADHD では、特に不注意による失敗が増えがち。周囲の人は当たり前にできることが、人一倍がんばらないとこなせなかったり、「つい、うっかり」失敗したりするため、気持ちが不安定になることも少なくありません。

家で

片付けが苦手で、家の中は散らかり放題

段取りがわるく、家事が滞る。食事のしたくが間に合わないことも

子どもをつい叱りがち。子どもとの衝突も多くなる

落ち込みが自分への怒りに変わる

失敗すると気持ちが落ち込み、「なぜ失敗したんだろう」とくよくよ考えます。失敗した理由を考えるうちに、「なぜ自分はいつも失敗ばかりなんだろう」と自問自答して自分を責めるようになります。心の落ち込みが大きいほど、その原因をつくった自分への怒りも大きくなります。

失敗が重なると周囲の人からの叱責も厳しくなり、落ち込みや自己嫌悪が強くなりがちです。そのぶん、自分への怒りも強く大きくなっていきます。

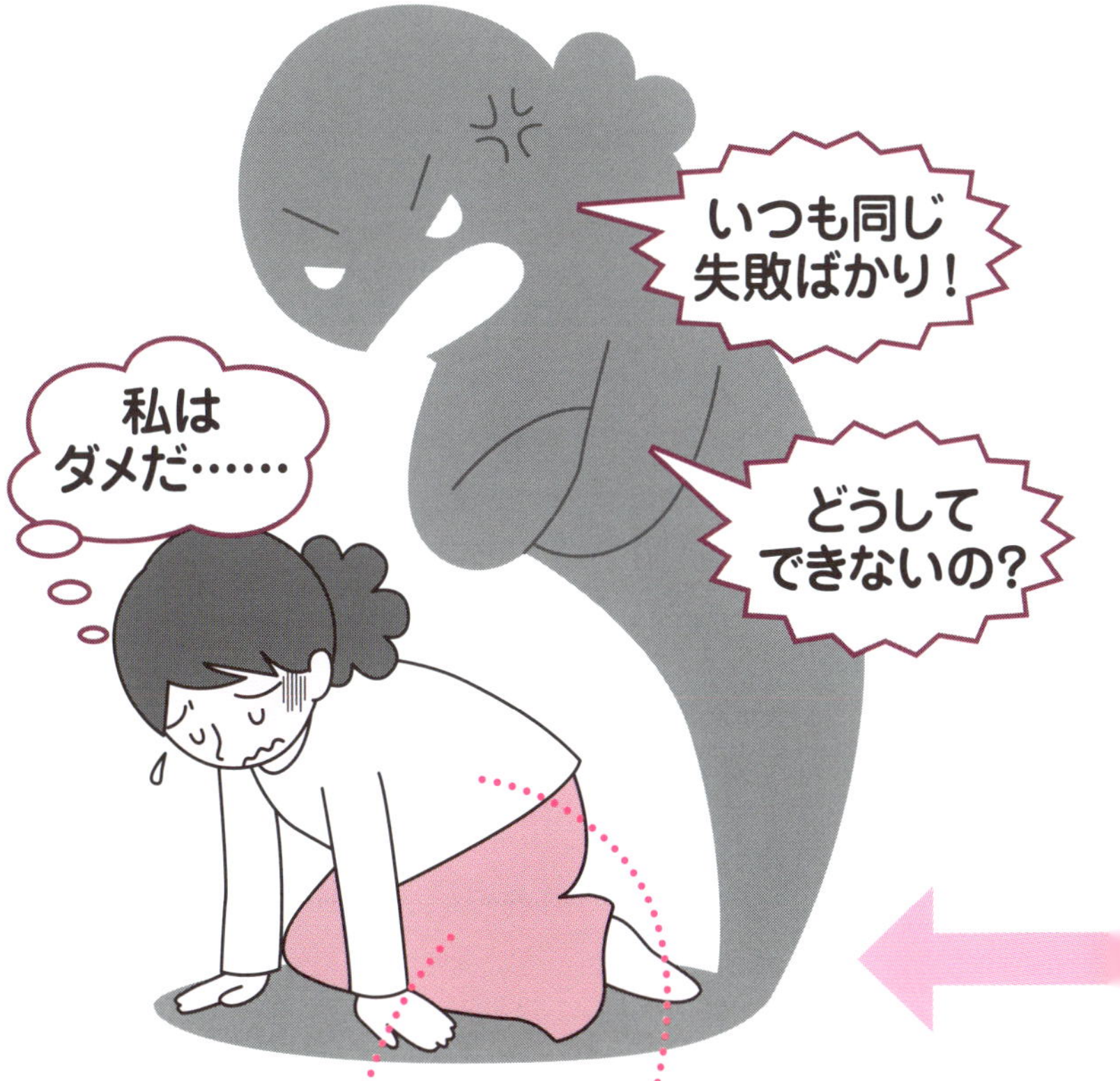
いつも同じ失敗ばかり！
どうしてできないの？
私はダメだ……

自分を否定する気持ちは、そのまま自分に対する怒りになる

できない自分に腹を立てる

本人はけっして「サボろう」「手抜きしよう」などの意図や悪意があってミスをするわけではありません。それだけに、失敗を重ねる自分への失望や怒りが大きくなります。

落ち込みと怒りは比例して大きくなる

自己嫌悪が強いほど怒りが大きくなり、自分に腹を立てれば立てるほどみじめに感じるという悪循環に陥ります。

ADHDから二次的にうつ症状を伴いやすい

ADHDがあって、うつ状態に陥る人は少なくありません。他人から叱責を受けることが多いために自信をもちにくく、さらに自己嫌悪から「自分は大丈夫」と感じられなくなって、うつ状態になるのです。

ADHDから二次的にうつ状態になった場合は、うつの治療だけではなく、ADHDに対する対処・治療もおこなわないと、十分に改善しないことがあります。

◆第一の感情

怒りの前になにかを感じていたはず

怒りは一瞬でわき上がると感じていませんか。しかし、じつはそうではないのです。怒りは、不安などの感情から変わったもの。怒りの前にタネとなる「第一の感情」があるのです。

怒りと一体化した感情は気づきにくい

怒りは一瞬で大きくなります。ということは、最初にあった感情は一瞬で怒りに変わるということ。感じている時間が短いうえに、すぐに頭が怒りでいっぱいになるため、もとの感情はなかなかキャッチできません。

怒りは意外なところからも生まれる

私たちは、身のまわりのできごとを自分なりに「解釈」し、感情を生み出しています。そして、生まれた感情が怒りに発展することもよくあります。

怒りに変わりやすい最初の感情

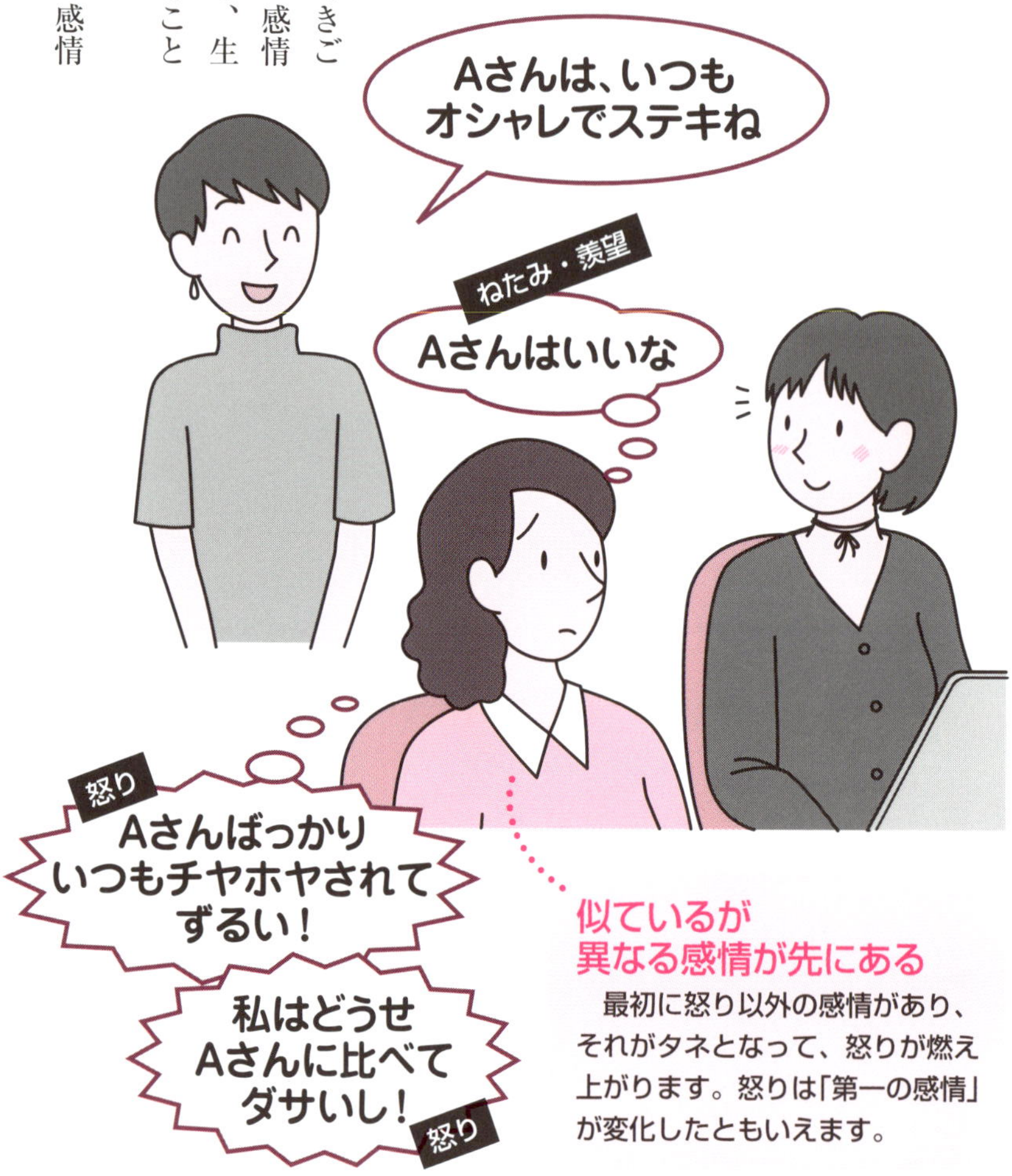

Aさんは、いつもオシャレでステキね
ねたみ・羨望
Aさんはいいな
怒り
Aさんばっかりいつもチヤホヤされてずるい！
私はどうせAさんに比べてダサいし！
怒り

似ているが異なる感情が先にある

最初に怒り以外の感情があり、それがタネとなって、怒りが燃え上がります。怒りは「第一の感情」が変化したともいえます。

は、不安やねたみ、うらみなどのマイナスの感情だけではありません。じつは、「希望」や「期待」などの前向きな感情も、簡単に怒りに変わります。

怒りを生む感情は多い

怒りのタネとなる感情は「第一の感情」というべきもの。第一の感情には、いろいろなものがあります。こうした感情は、怒りの陰に隠れてみえにくいのですが、たしかにあるのです。特に、期待や希望などの明るい感情がタネとなっている場合は、いっそうわかりにくくなります。

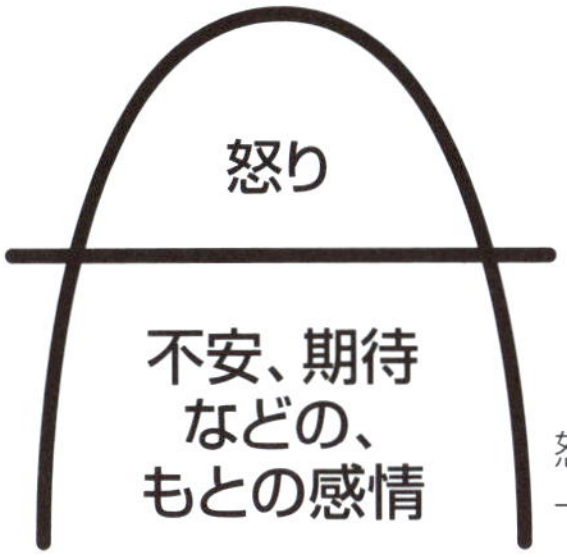

怒りの前に、第一の感情がある

うらみ

自分を傷つけた人やできごとをいつまでも忘れず、憎みつづける気持ちです。相手を攻撃する気持ち（怒り）を伴いやすい感情です。

不安

「いやだ」という拒否感や、自分の心や体が脅かされそうな不安定感から生じる感情で、怒りと仲良しです。自分を守ろうとするために、怒りを呼び覚ましやすいのです。

ねたみ・羨望

相手のよいところをうらやみ、ジクジクと思い悩みます。そして、「なぜ自分にはできないのか」という怒りに変わりやすいのです。

期待・希望

意外なようですが、これらの感情も怒りのタネになります。「〜したい」「〜になってほしい」という期待・希望の根底には、欲があります。期待や希望がかなわなかったときに、自分の欲が満たされないことへの怒りが生まれやすいのです。

悲しみ

自分のことを理解してもらえなかった、がっかりしたといった悲しみからも怒りは生まれます。

周囲の人へ 3 怒りの底に潜む「うつ」に気をつけて

ＡＤＨＤでは うつ病のリスクが高い

ＡＤＨＤは、その特性から周囲の人と摩擦を起こしやすく、ストレスをためやすい傾向があります。また、子どものころから注意を受けたり、叱られたりする機会が多いため、自尊心が育ちにくく、無力感を抱えている人も少なくありません。

このような背景からか、ＡＤＨＤから二次的にうつ病にかかる危険性は、そうでない人に比べてかなり高いといわれています。

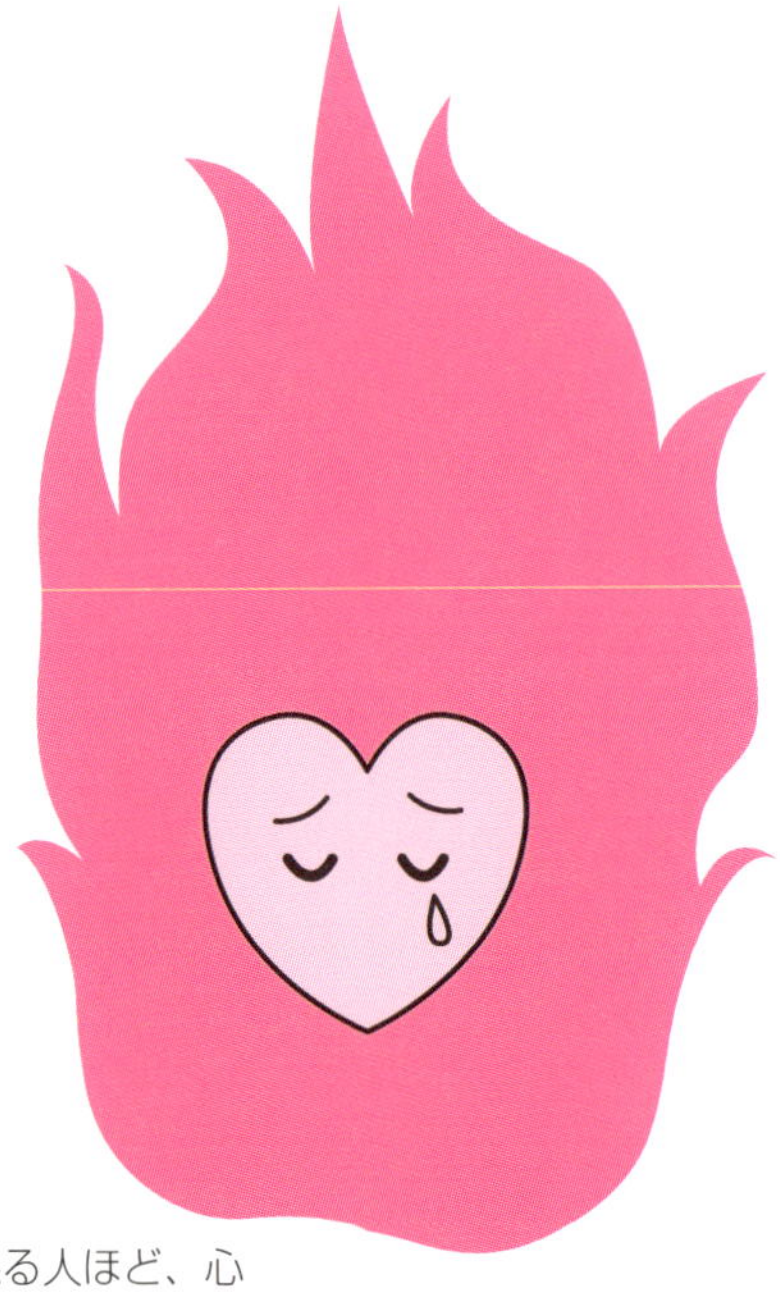

よく怒る人ほど、心のエネルギーの消耗が激しく、気持ちの落ち込みが大きくなりがち

うつ病の症状に 気づきにくい

うつ病では、心のエネルギーがなくなって気持ちが落ち込み、無気力になる症状がよく知られています。しかし、実際にはほかにも、記憶力が低下する、忘れ物が増える、ぼんやりして集中力が続かない、などの症状も出てきます。

これらの症状は、うつ病だとわかりにくいうえに、ＡＤＨＤの特性とも似ています。そのため、うつ病の症状なのに、「いつものこと」と見逃されてしまう危険性があります。特に子どものうつは怒りとして表れやすいもの。

うつ病の症状にも注意してください。

4

怒りにくい「やり方」を身につける

怒りの感情じたいは自然な反応ですが、
爆発させないことが大切です。
怒りに流されない自分になるため、
あきらめずに取り組んでいきましょう。

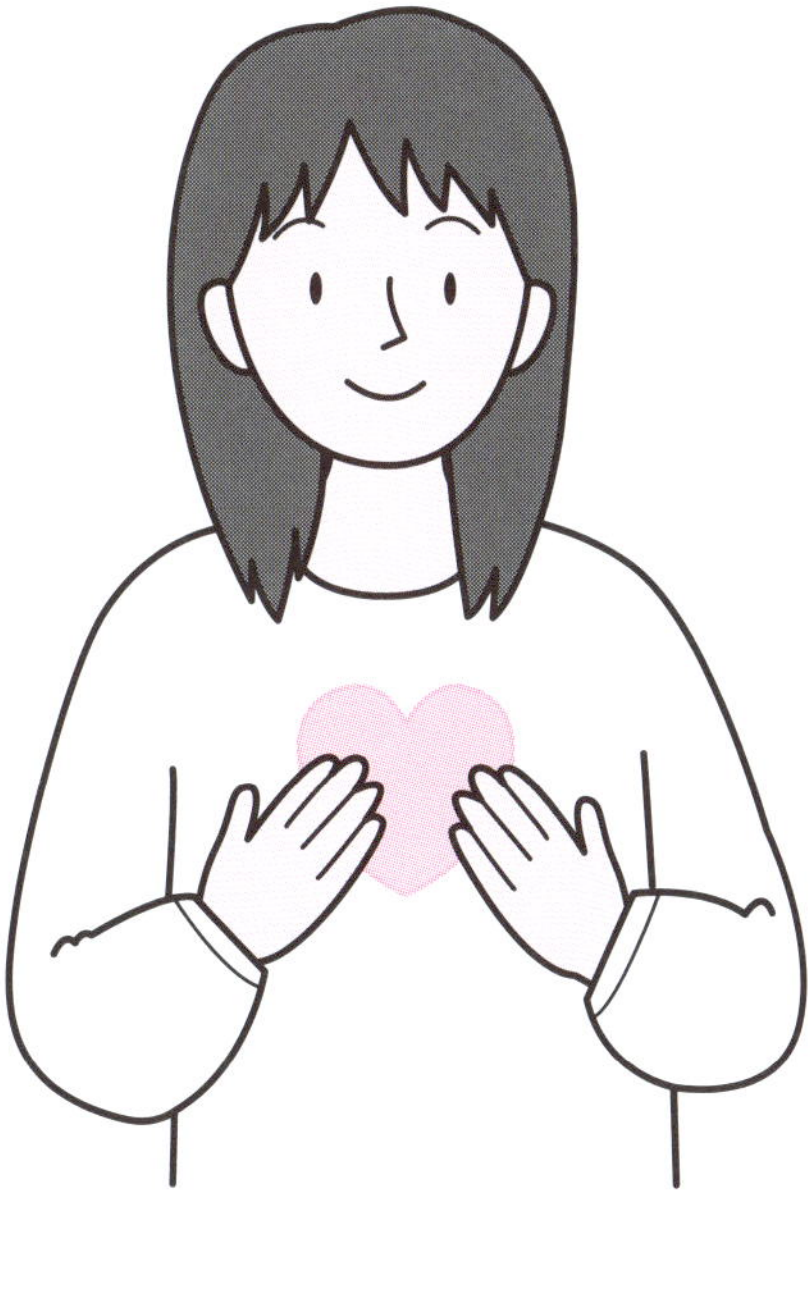

◆やり方を変える

特性を変えるのではなく、対応を変える

自分自身を根っこから変えるのはとてもむずかしいことです。しかし、無意識のうちにくり返していたクセややり方は、意識することで今からでも変えられます。しかも、その効果は確実です。

弱点に対応していこう

自分をもう一度見直してみましょう。弱点だと思っていた特性は、長所とみることもできます。弱点のなかで、怒りにつながる特性は、「やり方」を変えていけばよいのです。

ADHDの特性

- ひとつのことをじっくりやりつづけるよりも、興味のあることに意識が向きやすい（注意欠如・多動など）
- 思い立つと、すぐに実行せずにはいられない（衝動性・多動など）

大人になると、このような特性が周囲との摩擦を増やしがちです。

見方を変えると弱点は長所にもなる

長所につながる

- 好奇心旺盛で、新しいことへのアンテナが敏感
- アイデアが浮かびやすく、創意工夫する
- フットワークが軽い
- 瞬発力、行動力がある
- 根にもたない

「注意散漫」「ルールを守れない」「落ち着きがない」「独断的で自分勝手」「忘れっぽい」といったマイナスイメージでみられがちですが、こうした特性は、視点を変えれば長所にもなります。

弱点を知る

- 感情、特に怒りをコントロールできない
- ADHD特有の困りごとが多い

集団のなかで、周囲の人との協調を重視する環境では、なにかとトラブルメーカーになりがち。仕事上では、忘れっぽい、最後まできっちりこなせない、などの特性に、本人も周囲も困ってしまいます。

自分の「怒り方」をみる

アンガーマネジメントのひとつとして、怒りを分析する作業は大切です。自分の特性や怒り方を知り、怒りのタネをみつけましょう。

やり方を変える

やり方を変えるように取り組んでいきましょう。自分や怒りを客観的にみることから始め、これならできるという方法を実践していきます。

たとえば……

- 自分を客観的にみる→P58～
- アンガー・ログをつける→P60～
- 思い込みに気づく→P68～
- 第一の感情を口に出す→P72～
- 「なんで」を言わない→P76～

ストレスをためない

日常生活での小さな不便も、積もり積もれば大きなストレスになります。ストレスは怒りにつながりやすいので、アンガーマネジメントには、日ごろのストレスを減らすための対応も欠かせません。→第５章へ

自分を根本から変えるのはむずかしい

誰でも、自分の短所は直したほうがよいと思っているでしょう。しかし、短所は長所の裏返し。人の欠点と魅力は紙一重であるとは、よくいわれます。

たとえば「忘れる」という特性も見方を変えれば、「根にもたない」「切り替えが早い」といえるのです。

「やり方」を変えれば楽になれる

長所を生かし、短所を補うには、「やり方」を変えること。うまくいかない点を、別の方法でカバーすればよいのです。

怒りっぽくて困っていても、まったく怒らない人間になるのは不可能ですし、不自然です。でも、自分に合った方法をみつけ、やり方を工夫すれば、怒ってしまう状況を減らせます。その方法をみつけることが大切なのです。じっくり取り組んでいきましょう。

◆客観的にみる

一歩引いて、怒りと自分を分離する

アンガーマネジメントの方法に共通するのは、「自分の状況をみつめ、把握すること」。アンガーマネジメントとは、怒りすぎる自分を認識する練習でもあるのです。

一歩引いてみることを意識する

怒りをコントロールするには、まず怒っている自分が冷静にならなければなりません。アンガーマネジメントとは、自分の感情から引いて、自分を少しだけ客観視する方法でもあります。

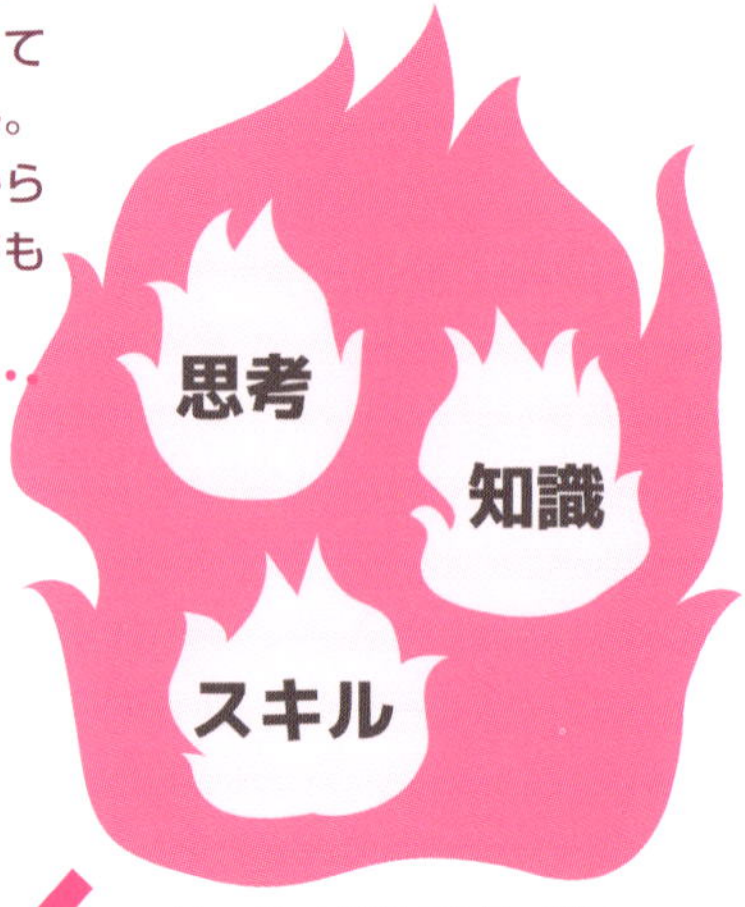

せっかく身につけたのに

怒っている最中は、知識も燃えてしまう

怒りとはどんなものかわかっていても、コントロールするための知識やスキルなどがあっても、怒りの真っただ中から抜け出せなければ、生かせません。

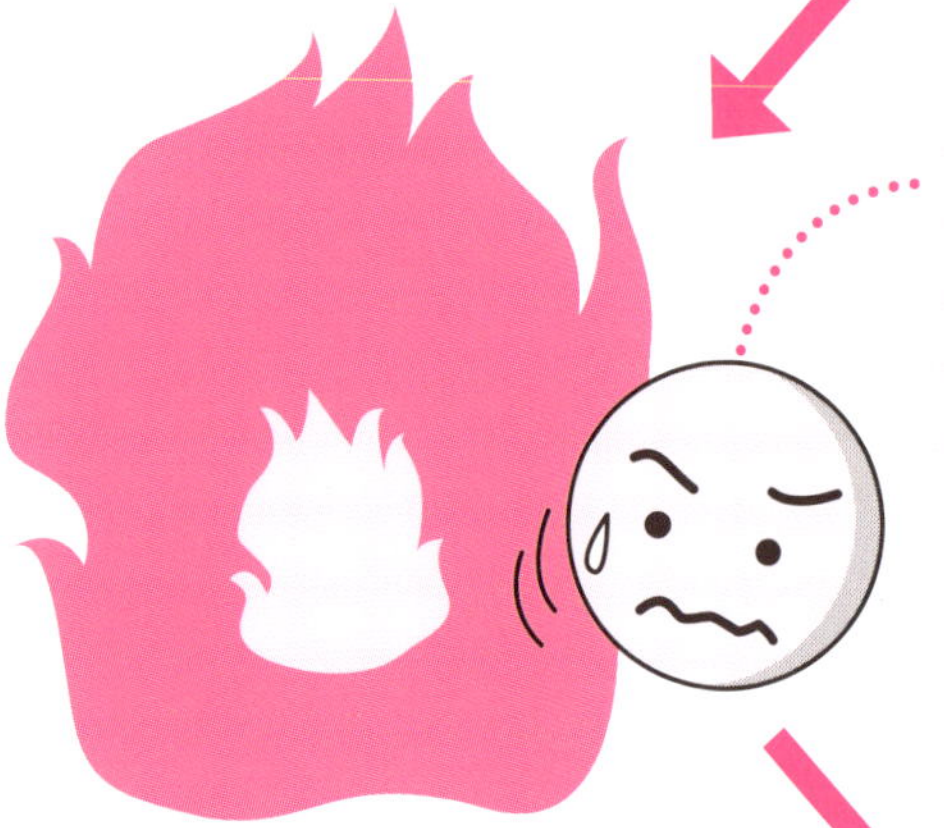
第１章と第４章がその方法

怒りからちょっとだけでも出る

自分が怒っていることに気づき、ちょっとだけでも気をそらせれば、対処する余裕が生まれます。

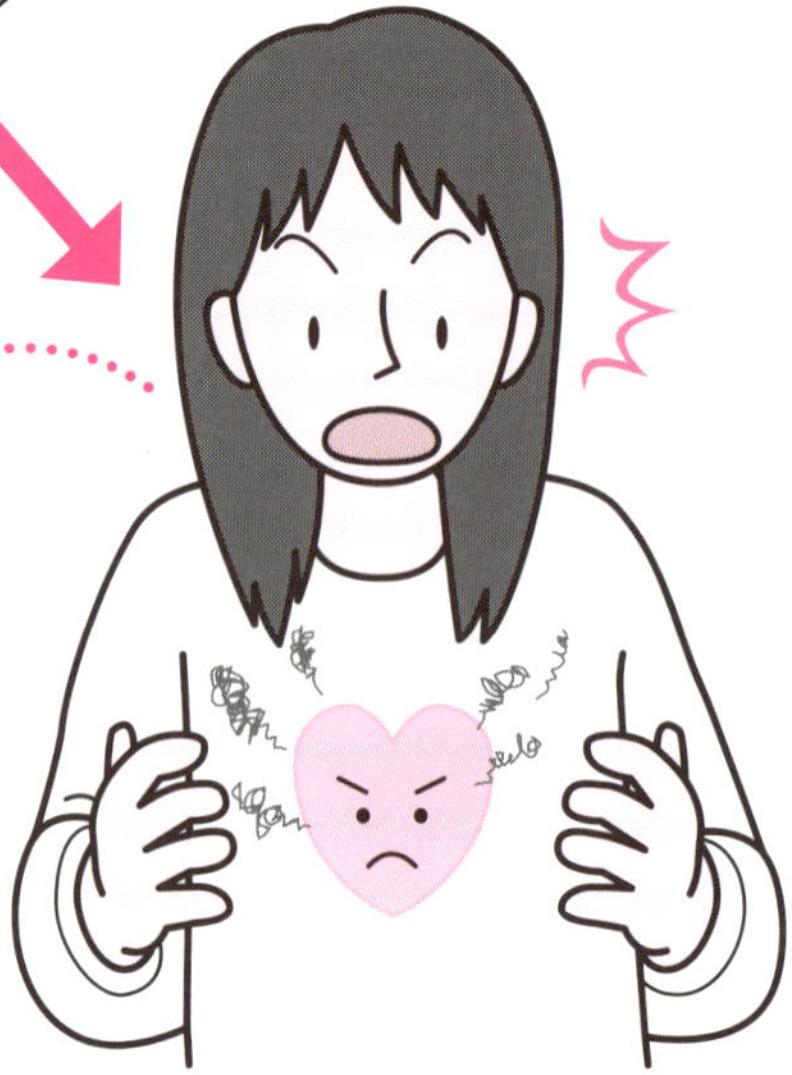
怒っている自分に気づく

自分の状態をいち早くキャッチできるようになる

自分を一歩引いてみることができるようになると、怒りを早めにキャッチしたり、自分は怒りっぽいとわかるようになります。

自分のことがわかると、心が安定する

アンガーマネジメントを通じて、怒りを、ひいては自分をみつめ直すことができると、怒りにふり回されず、自分でしっかり心の手綱を握れるようになります。

この本のポイントを取り入れる

感情をつかまえて言葉にしたり、日常の困りごとを減らすことは、怒りやストレスのコントロールに役立ちます。自分に合った方法を取り入れ、しっかり継続していきましょう。

身近な人の話も聞いてみる

アンガーマネジメントの効果はときにゆるやかに現れます。自分では効果が実感できなくても、周囲の人が先に変化に気づいていることも。周囲の人の意見も聞く耳をもちましょう。

他人の目を意識しすぎないよう注意

一歩引いてみることを意識しすぎると、周囲の評価が気になって萎縮しかねません。自分を客観的にみたり、人の意見を聞くのは大事ですが、ふり回されないように気をつけて。

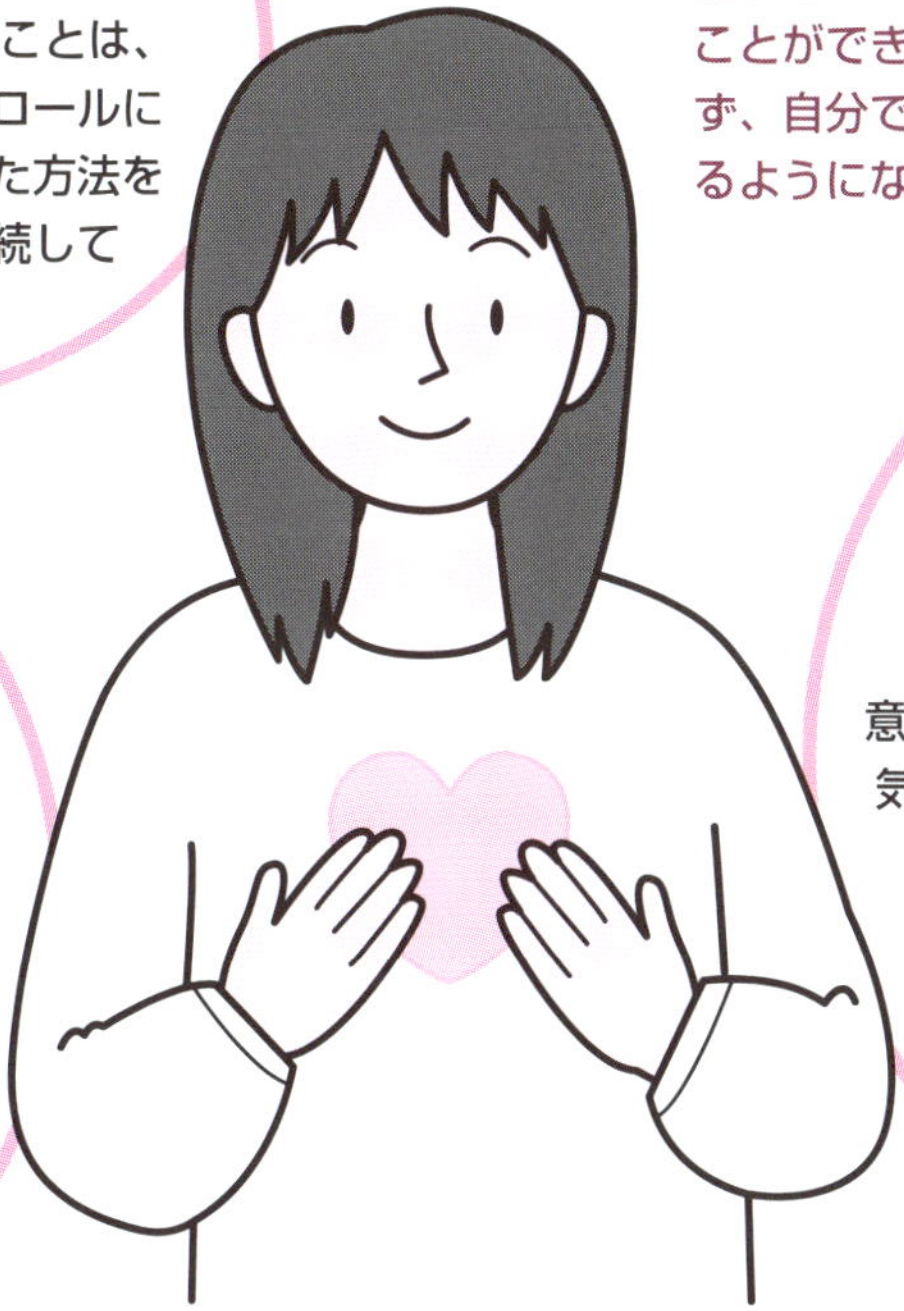

自分って、どんな人間なんだろう

自分が怒っていることを知る

自分のことは自分がいちばんわかっている、と思っていませんか？　でも、じつは自分ではみえないことは意外に多いのです。怒りもそのひとつです。

怒りに飲み込まれていると、まさに「怒りに我を忘れる」という状態で、自分で怒りを制御することはできません。

怒り以外のコントロールにも役立つ

アンガーマネジメントは、怒りをコントロールする方法ですが、実際には、「怒っている自分に気づく」練習です。

自分の状態を冷静にみつめられれば、困っていることへの対策を立てやすくなります。日記をつけたり、自分への言葉がけを変えたり……このような方法は、ストレスなど、怒り以外のコントロールにも応用できます。

◆自分を見直す①

イライラや落ち込んだことを記録する

イライラした、腹が立った、カッとなってしまった、気持ちが落ち込んだ……そんなネガティブな気持ちがいつ、どんなときに起こるのかを、記録してみましょう。ほんのメモ程度でかまいません。

まずは書くことに専念する

怒っている真っ最中は、自分を冷静にみつめて、怒りの原因や傾向を分析することなどできません。そこで、怒った状況を記録する「アンガー・ログ」に取り組みましょう。アンガー・ログは、その名のとおり、怒りの記録。怒りや、そのあとの落ち込みなどを書いておくものです。

分析はあとでするので、まずは事実をありのままに書くことに集中しましょう。書く項目は決まっていますが、内容は短くてかまいません。一週間分くらい、記録を集めてください。三日坊主になっても大丈夫。気づいた日から再開すればよいのです。

「アンガー・ログ」の書き方、5つのポイント

あとでふり返ったときに、状況や感情を思い出せるよう、感じたことをそのまま、正直に書いておく。これが「アンガー・ログ」です。書き方には、5つのポイントがあります。

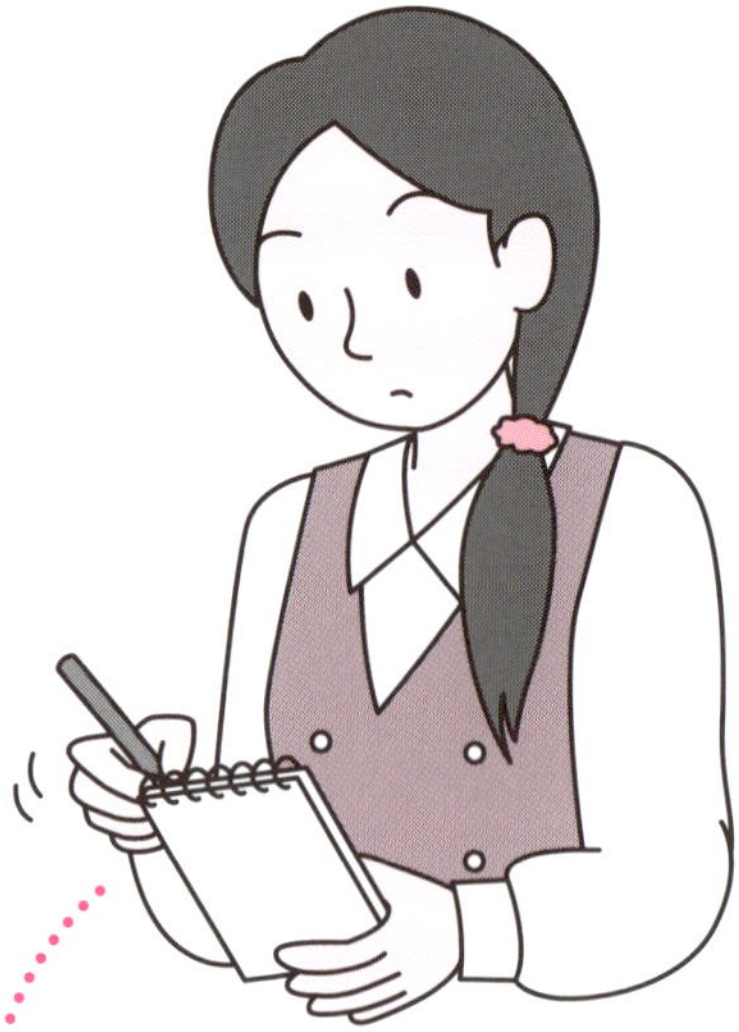

ポイントを押さえていれば、好きに書いてよい。数行でもOK

できるだけまめに書く

強い怒りを感じても、時間がたつと紛れがち。怒りを感じたらすぐにメモしましょう。ただし、怒りがぶり返しやすい人は時間をおいてもかまいません。少なくとも1日1回は必ず書きましょう。怒らなかった日は、そのことを書きます。

② どんなことがあったか

怒りを感じた際の場面。ここは感情を抜きにして、場面描写に徹して

④ どんな感情をもったか

イライラした、怒り、失望……など、感情の種類を書く

① いつ、どこで

自分が怒りやすい時間帯や、場所を見極めるための項目。日付だけではなく時間も書き、場所も具体的に書いておこう

注意！

怒りをぶり返さない

書いているうちに、そのときの怒りがよみがえってきたら、いったん中断を。そのときの怒りと、ぶり返しの怒りが混じってしまいます。

12月6日 午前中、会社の自分の席で

〈できごと〉
私が昨日提出した報告書を、先輩が返してきた。いくつかミスがあって、直すように言われた。後輩のAさんのほうが、いい報告書を書くので、Aさんといっしょに仕事がしたかったのに私と組むことになって運が悪かった、と叱られた。

〈思ったこと〉
ミスをしたのは申し訳ないけど、そんなことまで言うことないのに、と思った。
スミマセンと言えず、すぐに直します、としか言えなかった。

〈感情〉 イラッとした

〈怒りのレベル〉 5点くらいだから、レベル2

③ そのとき自分が思ったこと

そのとき自分が思ったことを素直に書き出す。自分で読み返すものなので、人目を気にする必要はない

⑤ 怒りのレベル

感じた怒りがどのくらいか、ランク付けをする。ランクは、レベルや点数などの目安を、前もって決めておこう

レベル	1	2	3	4
点数	1　2	3　4　5	6　7　8	9　10
怒りの程度	ちょっとイラッとする 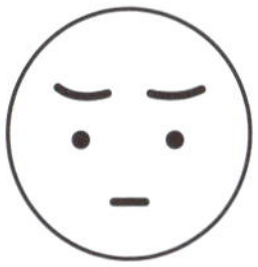	腹が立つが、なんとか表情に出さずにいられる 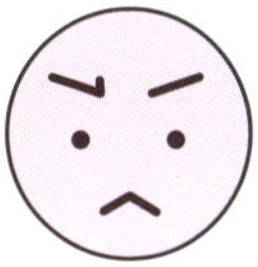	強い怒りを感じ、顔が熱くなったり、表情が険しくなる 	カッとして、大きな声を出したり、怒りをあらわにしてしまう 

◆自分を見直す②

「アンガー・ログ」を「気づきのヒント」にする

アンガー・ログは、自分の観察日記です。落ち着いて読み返してみると、怒っているときには気づかなかった、行動パターンがみえてきます。それがやり方を変えるヒントになるのです。

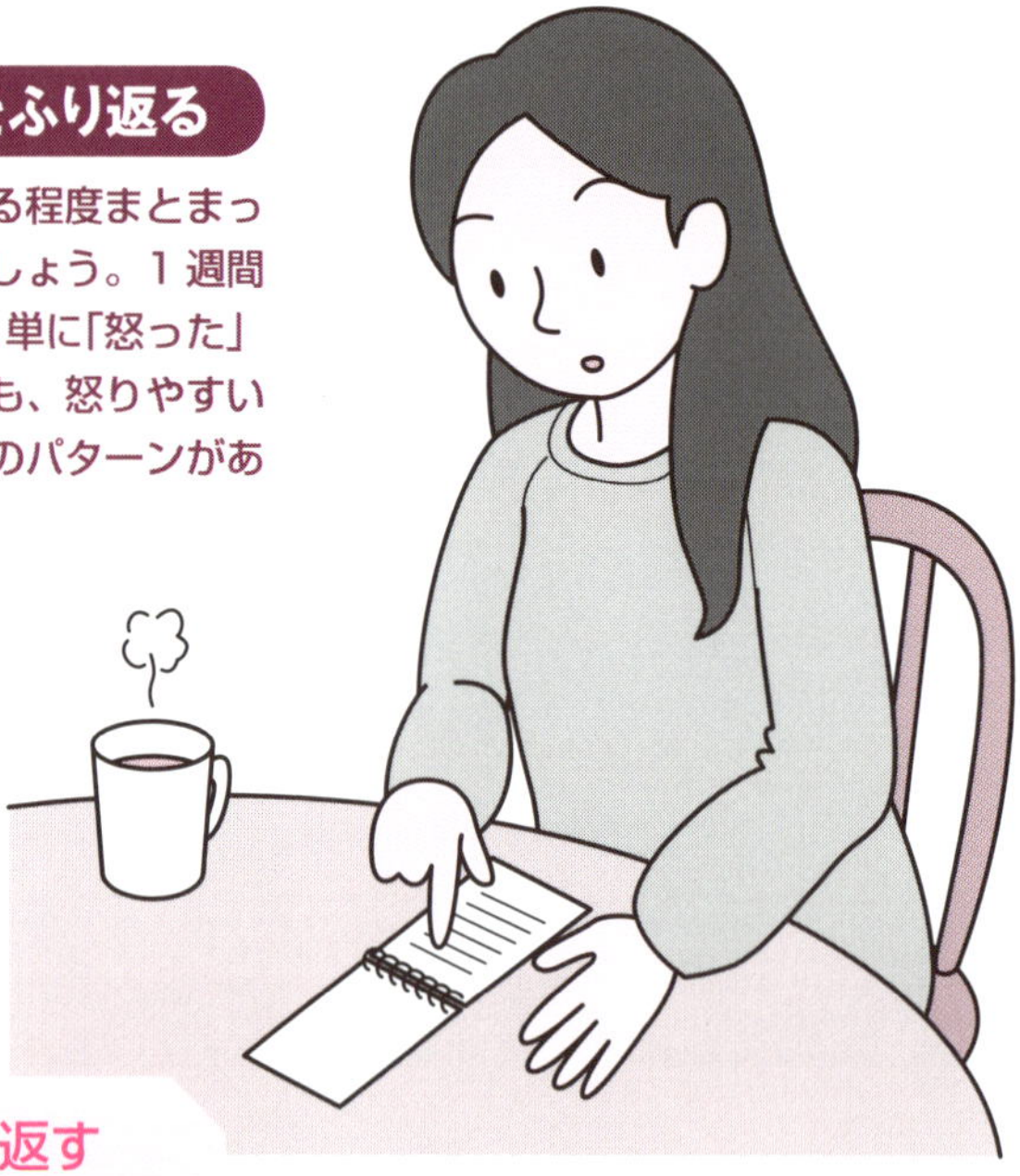

1週間の自分をふり返る

アンガー・ログがある程度まとまったら、読み返してみましょう。1週間が目安です。自分では、単に「怒った」という記憶しかなくても、怒りやすい状況や相手から、怒りのパターンがあると気づくでしょう。

落ち着いて読み返す

ぶり返しの怒りに捕まらないよう、時間に余裕があり、気持ちがリラックスしているときに読むようにしましょう。

気づいたことを書き出してみる

アンガー・ログを読んで気づいたことはメモしておきましょう。対策を立てるときに役立ちます。

あとからみるとわかることは多い

アンガー・ログには、一週間の怒りがぎゅっと詰まっています。書いたときには「怒るのは無理もない」と思ったことでも、あとで読むと「こんなささいなことで怒ったのか」「このときにこんなふうに怒るのはおかしいな」など気づくことがあるでしょう。

「そのとき自分が思ったこと」の記録にも注目しましょう。イライラした、うらやましかったなど、「第一の感情」が隠れていることがあります。また、あとで読み返すと、できごとは単にできごとでしかなく、解釈のしかたがいかに偏っていたかと気づいて、考え方のクセに驚くかもしれません。

アンガー・ログから浮かび上がること

怒りのきっかけ、価値基準、行動パターンに注目して、アンガー・ログを読み解いていくと、自分の怒りのパターンがみえてきます。

怒りのきっかけ

●時間帯

「午前中はエンジンがかからずイライラしやすい」「夕方は疲れがたまって怒りっぽくなる」など、時間帯に偏りがみられるケースがよくあります。

●場面

仕事の打ち合わせで人と話す場面でイライラしやすい、逆に仕事はこなせるが家だとついカッとなる……など、怒りやすい場面がみえてきます。

●相手

怒りを感じやすい相手が決まっている場合もあります。ただ、その人を苦手だと感じているとは限らず、身近で親しい友達や家族のこともあります。

自分の価値観

自分が当たり前だと思っていることや、「こうあるべき」と思っている基準が浮かび上がってみえてきます。

●相手に対する期待と、自分を縛る思い込みがある

自分の予想（期待）と、相手がちがうことをするために怒っている……という場面があるはずです。自分が正しいと思っていることが、解釈のしかたを偏らせやすいのです。

行動パターン

●怒る回数や程度

小さなイライラをため込んで、最後に爆発してしまうのか、ささいなことでいちいち怒っているのか、など、怒りのため込み方・出し方にもクセが出ます。

●相手への態度

もともとは「困った」「いやだ」と感じただけなのに、すぐにムキになって怒るなど、怒りがパターン化していることがしばしばです。

女性は「べき」に苦労する

家庭では「女性は家事ができて」当たり前、職場でも「率先して雑務をこなす女性」が高い評価を受けるなど、「女性はこうあるべき」という風潮は根強く残っています。そのため、ADHD の特性がある女性は、自分に合わない価値観を押しつけられて苦労しがちです。

◆自分を見直す③

できることから、ひとつずつ変える

自分の怒りポイントがつかめたら、改善策・対応策をひとつずつゆっくり実践していきましょう。いくつもの対策を同時に実行するのは、苦労が多く、挫折のもとです。

自分にできることをちょっとだけ実践する

アンガー・ログから浮かび上がることのなかで、いちばん対策を立てやすいのが「怒りのきっかけ」です。きっかけを減らすと、行動も変えやすくなります。

① きっかけを減らす

●自分のコンディションを見直す

体調が悪いと怒りっぽくなる人は、体調管理に努めましょう。特にADHDでは興味のあることに熱中しやすいために、生活が不規則になりがちです。

また、疲れがたまった夕方や空腹時にイライラしやすいなど、怒りやすい時間帯がわかったら、大切な仕事は午後早めにすませる、軽食をとるなどの対策を。

●特性による弱点を知る

仕事を頼まれたとき、イラッとして、なかなかとりかかれない理由を考えてみます。見通しを立てるのが苦手だったり、優先順位がつけられなくて、作業が始められないのは、実行機能に弱点があるからです。

② きっかけを減らすと、行動が変わる

体調管理に気を配ると、小さなイライラが減り、それだけ怒りを感じる回数が減ってくるでしょう。

また、実行機能のうち、自分はどこに弱点があるかを知れば、具体的な対応法がみえてきて、怒らずに仕事を始められます。

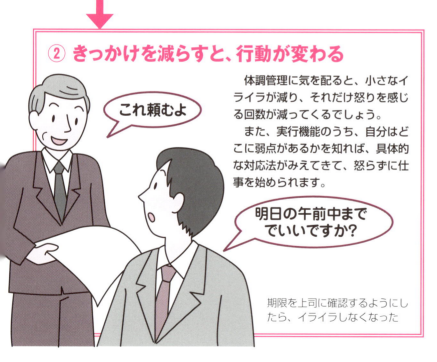

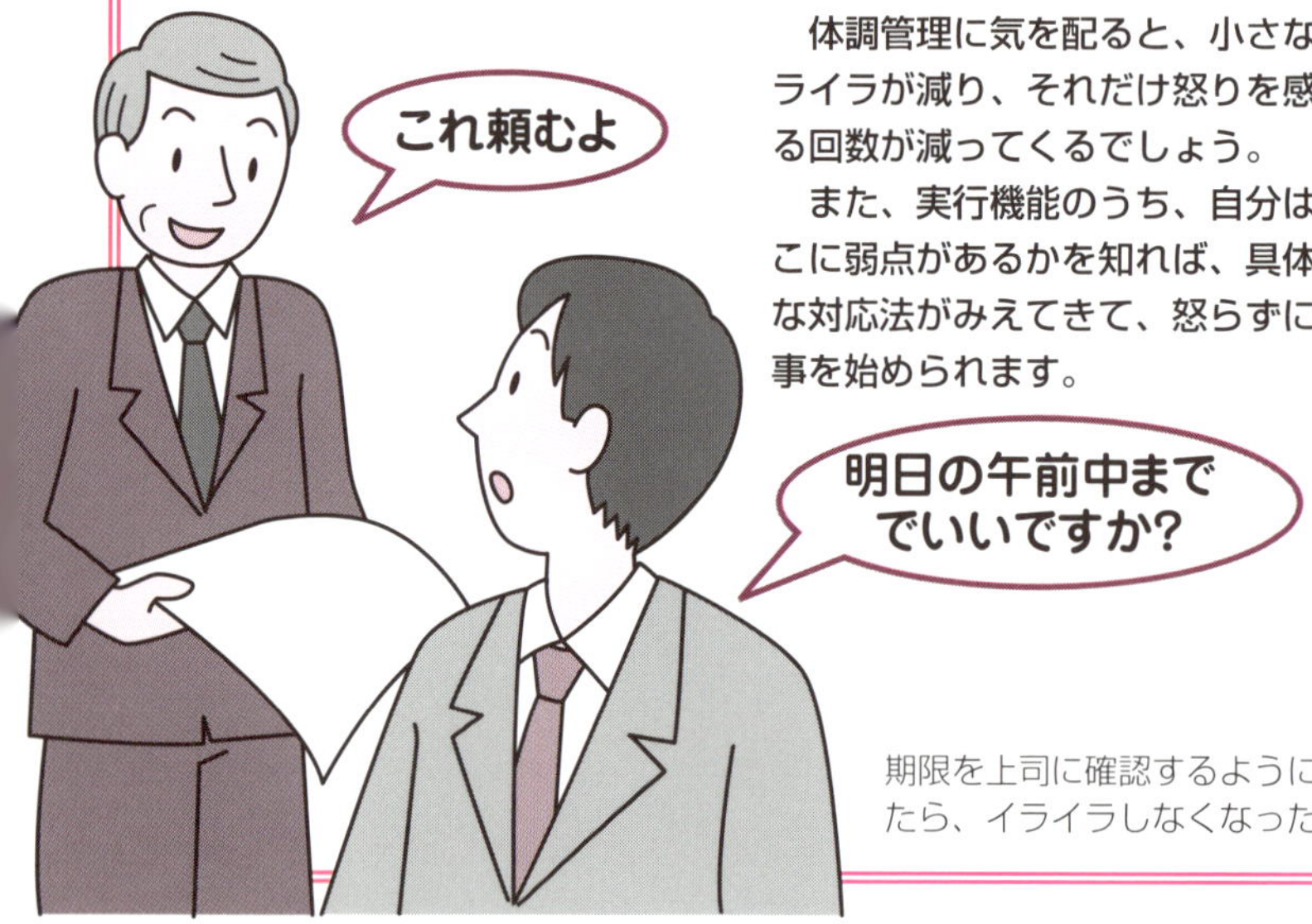

期限を上司に確認するようにしたら、イライラしなくなった

アンガー・ログを読み替えてみる

アンガー・ログで注目したうち「自分の価値観」をすべて替えるのはなかなかむずかしいもの。アンガー・ログを見直すとき、ほかの可能性がないか、視点を替えて読む練習をしましょう。

夜、仕事で疲れて帰宅すると、妻がいろいろ聞いてくる。「いつもどおりだよ」と適当に返事するとむくれる。疲れてイライラするし、言い返されるとゲンナリ。聞かれたくないことだってあるし、それくらい察するのが妻ってものだ。疲れた人はそっとしておくのが当然だ。

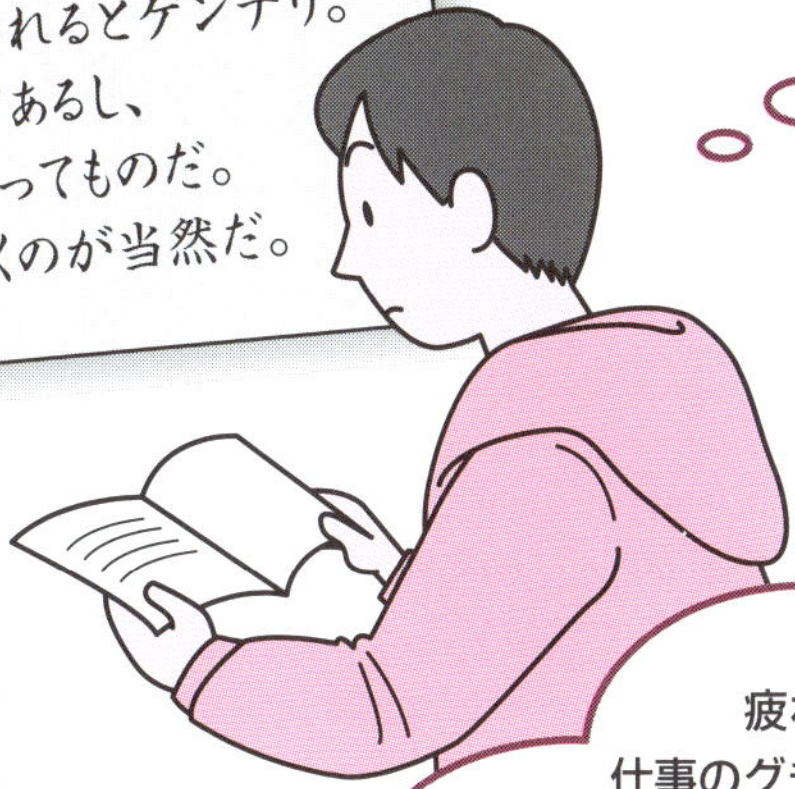

●なぜ、相手はそうしたのか

妻は自分が疲れているので心配して、気にかけてくれているのではないか。

●なぜ、自分はそうしたのか

疲れて話すのもおっくうだったし、仕事のグチを言うなんて男らしくないからいやだ。

●どうすればよかったか

「ごめん、今日は疲れたので、もう寝たい」「今はちょっと仕事が大変だから、今度説明するよ」と率直に言えば妻もわかってくれたのではないか。

解釈が変われば、感情が変わる

相手には相手の考えがあり、自分にも至らないところがあった。そのように受け止めると、「妻がいろいろ聞いてくる」というできごとは変わらなくても、イライラが消えます。

「ひとつずつ」だから効果がわかる

アンガー・ログで怒りの傾向がつかめたら、まずは改善策をひとつ決めて実行してみましょう。効果があれば続け、あまり効かないと思ったら、ほかの方法に変えればよいのです。

いくつもの対策を同時に進めると、効果のない改善策が混ざる可能性があります。せっかくがんばっていても、そのぶんの努力が無駄になってしまいます。

思い込みに気づくだけでも前進している

ずっと続けている習慣を変えるのはむずかしいもの。特に価値観は、自分らしさや正義感・倫理観ともいうべきもので、自分自身の「根っこ」に関わると感じる人もいるでしょう。

しかし、自分の価値観は「思い込み」になりやすく、考え方のクセになると意識するだけでも、怒りを感じる回数は減ってきます。

今、この瞬間を大切にする マインドフルネスに取り組もう

30〜45分を目安におこなう

マインドフルネスは、瞑想をベースにした、心のエクササイズです。そのなかで、ボディスキャン瞑想という方法は、怒りや不安にゆれる心を落ち着かせ、感情に飲み込まれるのを防ぐのにおすすめです。

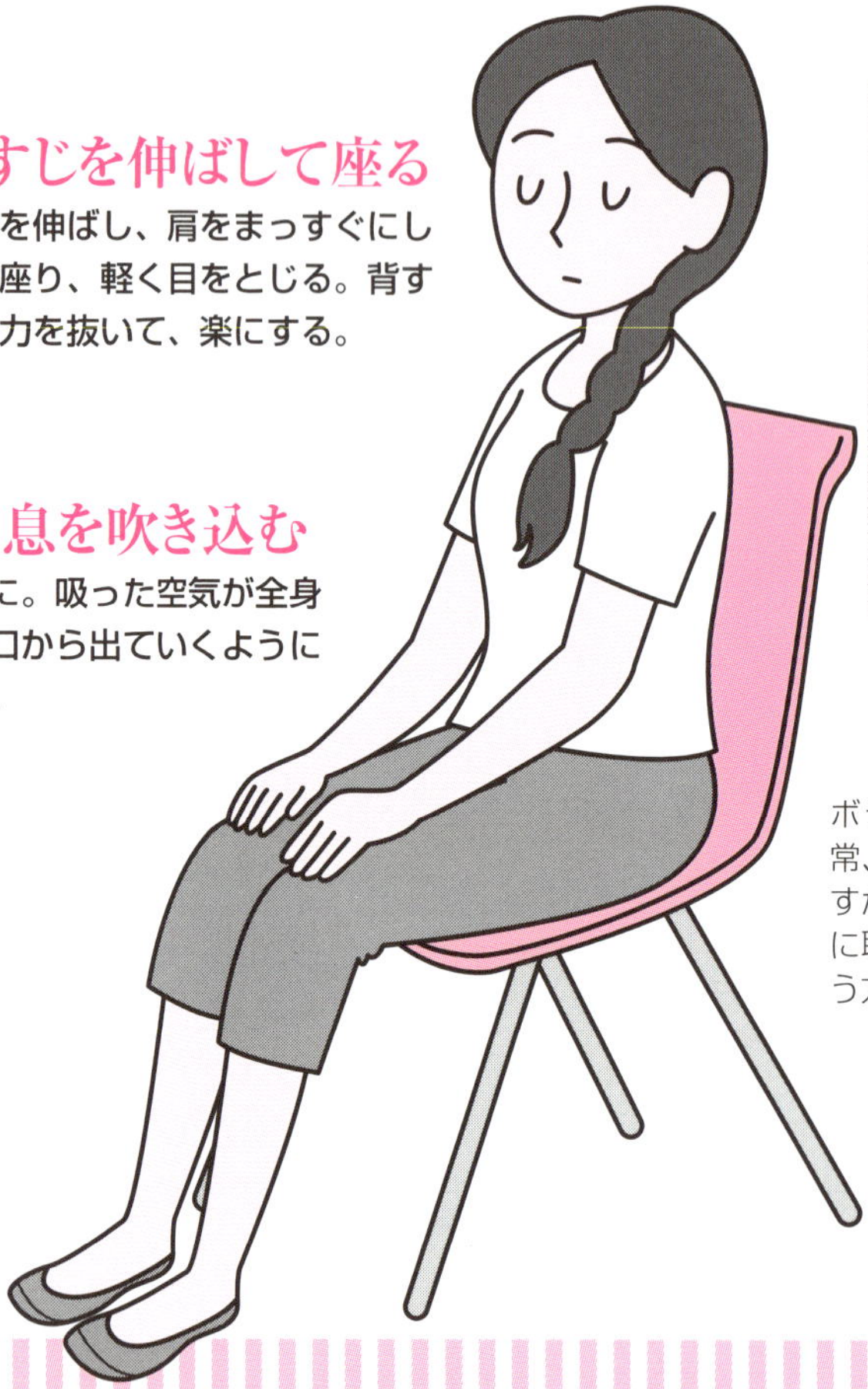

①背すじを伸ばして座る

背すじを伸ばし、肩をまっすぐにしていすに座り、軽く目をとじる。背すじ以外は力を抜いて、楽にする。

②全身に息を吹き込む

呼吸は自然に。吸った空気が全身に巡り、また口から出ていくようにイメージする。

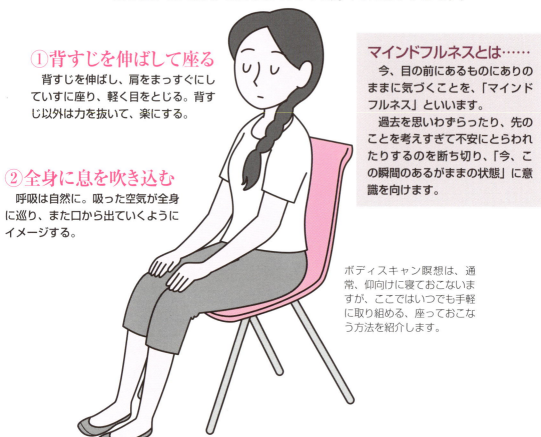

マインドフルネスとは……

今、目の前にあるものにありのままに気づくことを、「マインドフルネス」といいます。

過去を思いわずらったり、先のことを考えすぎて不安にとらわれたりするのを断ち切り、「今、この瞬間のあるがままの状態」に意識を向けます。

ボディスキャン瞑想は、通常、仰向けに寝ておこないますが、ここではいつでも手軽に取り組める、座っておこなう方法を紹介します。

※ここでは、マインドフルネスの一例を紹介します。これ以外にも、マインドフルネスには、さまざまな方法があります。

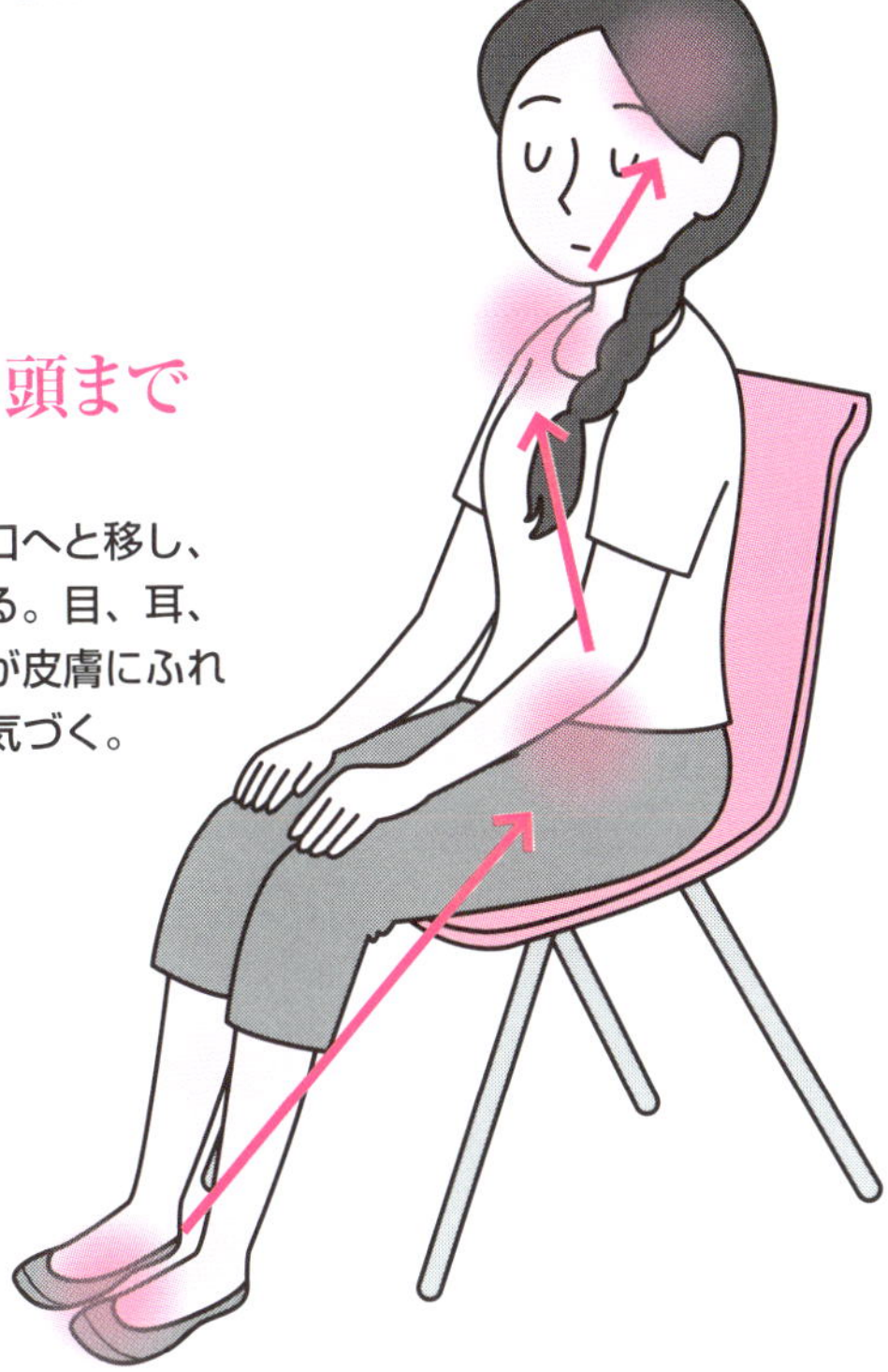

③足先から太ももまで集中していく

左足の先に集中。指１本ずつが床にふれている感覚、冷たさなどあらゆる感覚に気づこう。同様に指のつけね、足の裏、足首からすね、ひざ、太ももまで。次に右足へ移る。

④腰から胴体、腕まで意識する

腰、胴体、背中に集中する。呼吸にともなう胸の動きや心臓の鼓動に注意し、肺の動きに気づく。腕から手首、指先に集中していく。

⑤首、顔、頭まで集中する

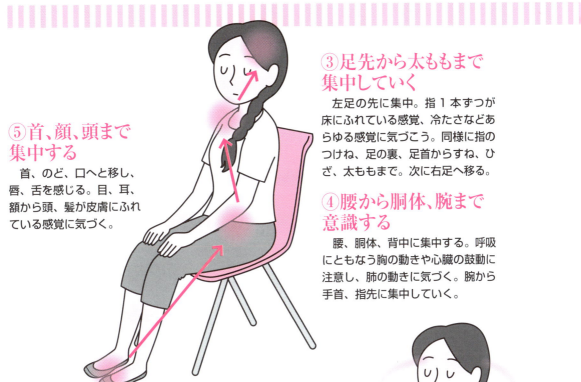

首、のど、口へと移し、唇、舌を感じる。目、耳、額から頭、髪が皮膚にふれている感覚に気づく。

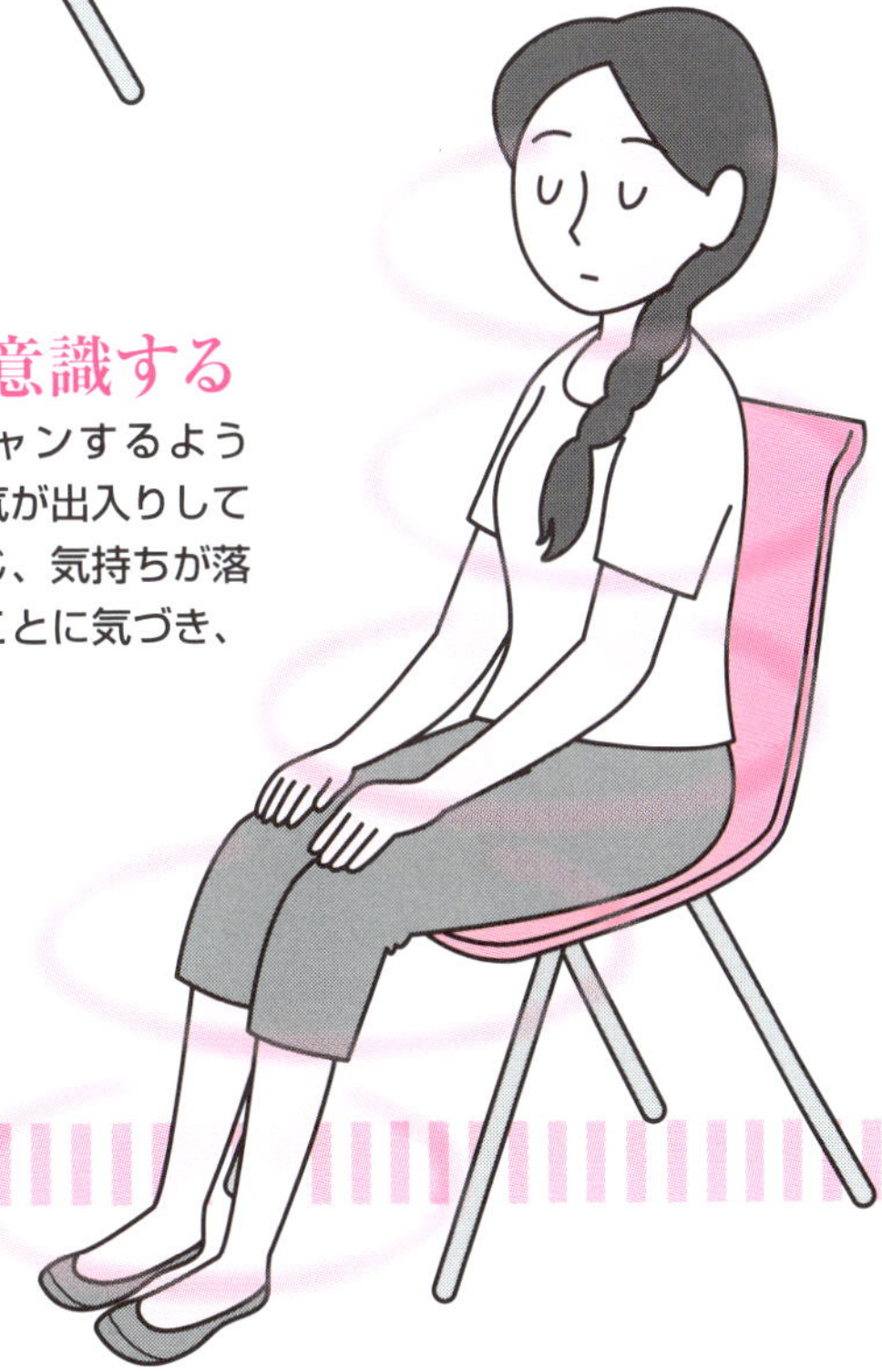

⑥全身を意識する

全身をスキャンするように、全身に空気が出入りしていることを感じ、気持ちが落ち着いていることに気づき、終了する。

ポイント

なにかを「判断しないこと」を続ける。心にわき出る怒りなどの感情に気づいても、それにとらわれず、身体感覚に注意を戻そう。

◆思い込みに気づく①

自分の当然が、他人の当然とは限らない

当然だ、と思っていることが他人に否定されると、そのことに怒りを感じる人は多いでしょう。このギャップは、じつは自分自身の価値観からきている思い込みであることがしばしばです。

ものごとをみる「メガネ」を意識する

私たちはみな、「自分なりの価値観」というメガネをかけています。まずは、「メガネをかけているのだ」と意識することから始めましょう。

メガネをはずしてありのままをみよう

メガネは、あなたの「価値観」。できごとはプラス・マイナスのない単なる事実ですが、メガネをかけてみるとプラス・マイナスが出てきます。それが、解釈や考え方のクセにつながります。メガネをはずして、事実をみましょう。

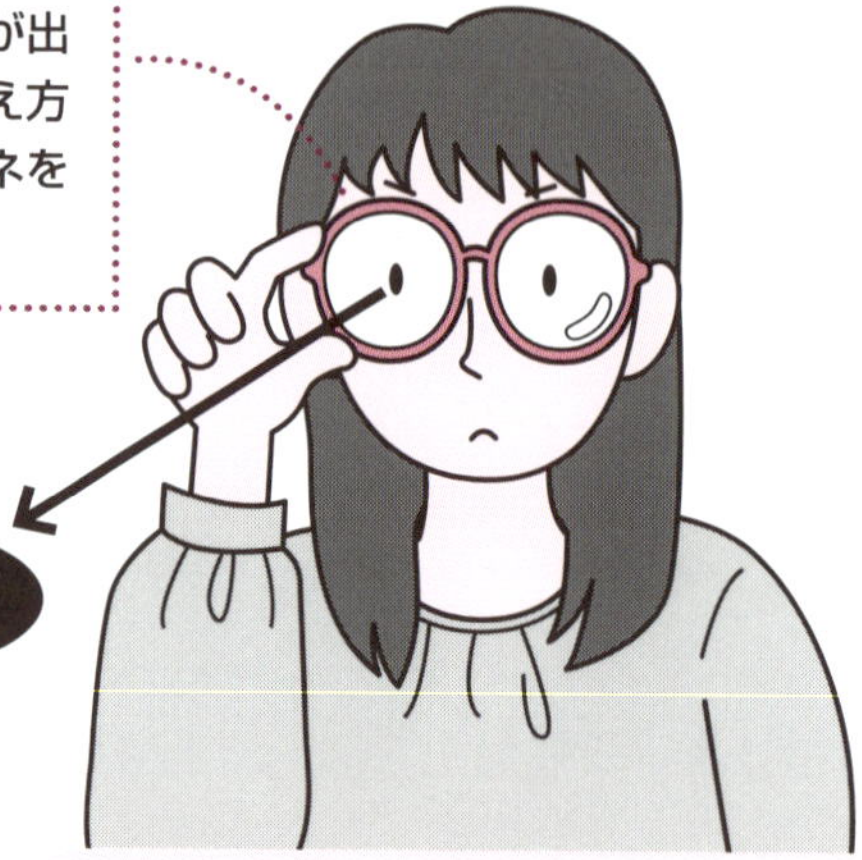

できごと

自分では「ありのまま」をみているつもりでも、すでに一度、価値観というメガネを通してみているのだと思うようにします。

価値観は言葉に表れる

価値観の偏りは、自分では気づきにくいのですが、思考や感想を言葉にするとわかります。

「価値観」というメガネがものをみえにくくする

私たちは、ほとんどの場合、身のまわりのできごとを自分なりの価値観で解釈しています。いわば、価値観というメガネをかけて生活しているのです。このメガネは一人ひとりに合わせたオーダーメイド。かけ心地もよく、メガネの存在さえ忘れているでしょう。

しかし、ほかの人のメガネも同じとは限りません。自分がものごとをみて当然とすることが、ほかの人も同じようにみて当然としているわけではないのです。

あなたの「当然」は、あなたの「思い込み」です。思い込みは考え方のクセのもとになります。自分の思い込みに気づきましょう。

要注意ワードは、「べき」「せっかく」「はず」

この３つの言葉には価値観が強く反映されています。まず、価値観と事実とを分けてみましょう。

価値観が出やすい言葉 → **事実は** → **こんなふうに考えて**

「べき」

価値観が強く出る言葉。自分のやり方だけでなく、他人の行動を決めるときにも使いがち。

●こんな使い方に注意

「ミスはするべきではない」

「子どもは親の言うことを聞くべき」

事実は

そう思っているのは自分だけ

「べき」はあなたのルールであって、他人のルールではない。他人を自分のルールでしばろうとしたときに、相手が思うように行動しないと、自分のルールを守らない相手に怒りを感じる。

「せっかく」

わざわざやった、がんばったという気持ちから出る言葉のため、思いやりのつもりが、独りよがりになりがち。

●こんな使い方に注意

「せっかくあなたのためにつくったのに、なんで食べないの？」

「せっかく来たのに、もっと喜びなさいよ」

事実は

相手が望んでいるとは限らない

「喜ぶだろう」と自分が予想して、自分の意志で行動しただけで、相手の希望とは関係ない。相手が「思ったほど喜ばなかった」場合、手間をかけたぶんだけ、がっかりしたり腹が立ったりする。

「はず」

結果を自分なりに予想したのに、外れたときに出る言葉。自分では正しいと思っていても、実際には思い込みや期待、願望だった。

●こんな使い方に注意

「言わなくてもこれくらいはわかるはずでしょ」

「がんばったのだから、ほめられるはず」

事実は

自分と他人はちがう

ものごとは自分の思うとおりになるとは限らない。むしろ、他人を巻き込む場合は、思いどおりにならないほうが多い。一般論としては当然とわかっても、自分のこととなるとなかなか気づかない。

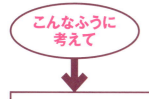

◆思い込みに気づく②

相手の意図や前提を確認しよう

言われたとおりに実行したのに、「それじゃダメ」と否定された経験のある人は多いでしょう。言葉の裏にある、相手の意図や前提を読み取れていないからです。

Case 1

上司から、企画を出すように言われたBさん。「自由にプランを立てていい」と言われ、がんばってプレゼンテーションしたところ、「予算も人手もかかりすぎる。時間的にも無理」とダメ出しされました。

暗黙の指示は省略されやすい

「社会的通念」「常識」などは、しばしば会話のなかで省略されます。

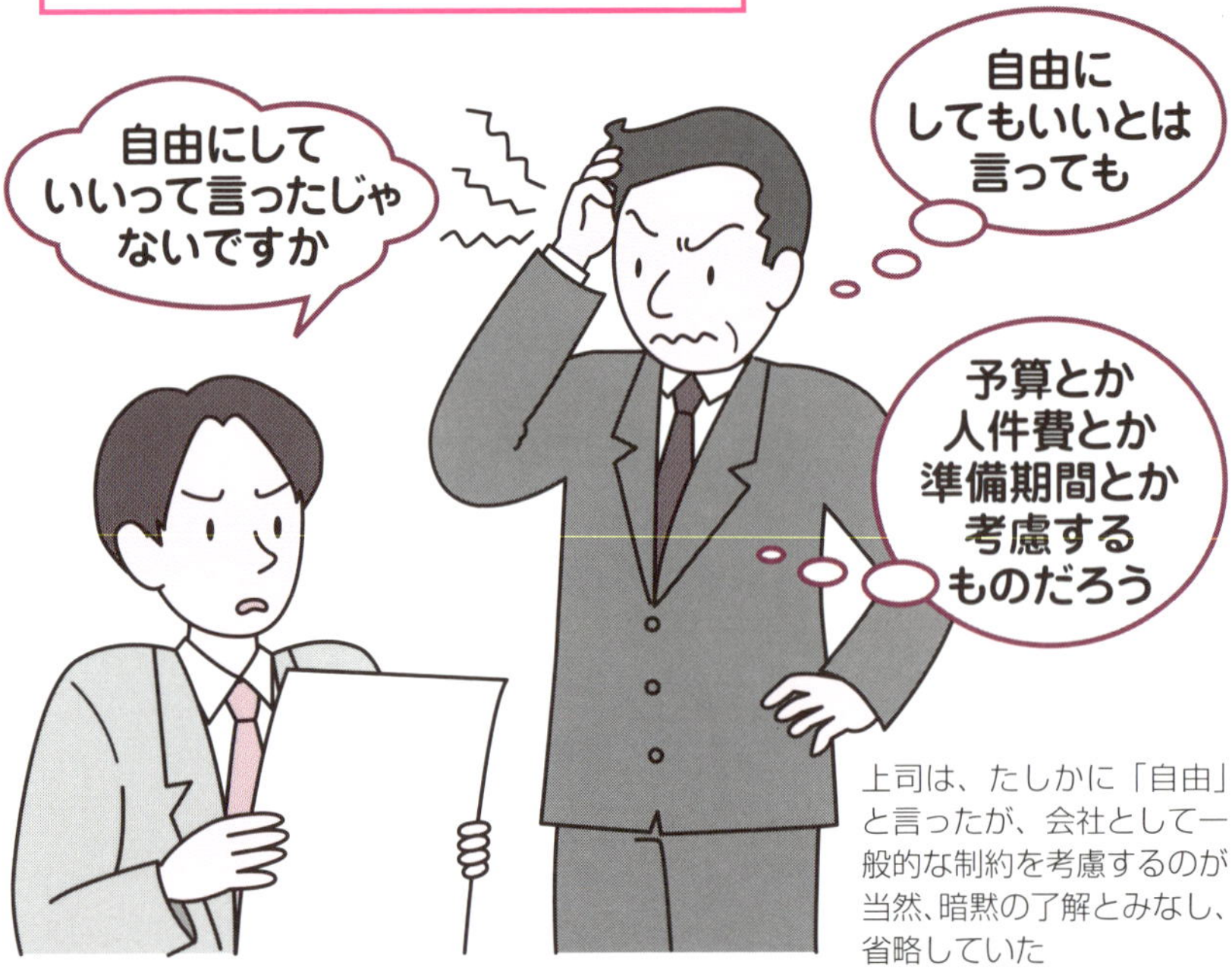

自由にしていいって言ったじゃないですか
自由にしてもいいとは言っても
予算とか人件費とか準備期間とか考慮するものだろう

上司は、たしかに「自由」と言ったが、会社として一般的な制約を考慮するのが当然、暗黙の了解とみなし、省略していた

対策 指示の内容はていねいに確認する

ざっくりとしたことしか言わない人や、指示を省略しがちな人には、必ずその前提や条件を確認しましょう。「自分はこう思うから相手もそうだろう」という思い込みを捨てることです。

自分を曲げると思わず、「言葉の足りない相手を助ける」と考えましょう。

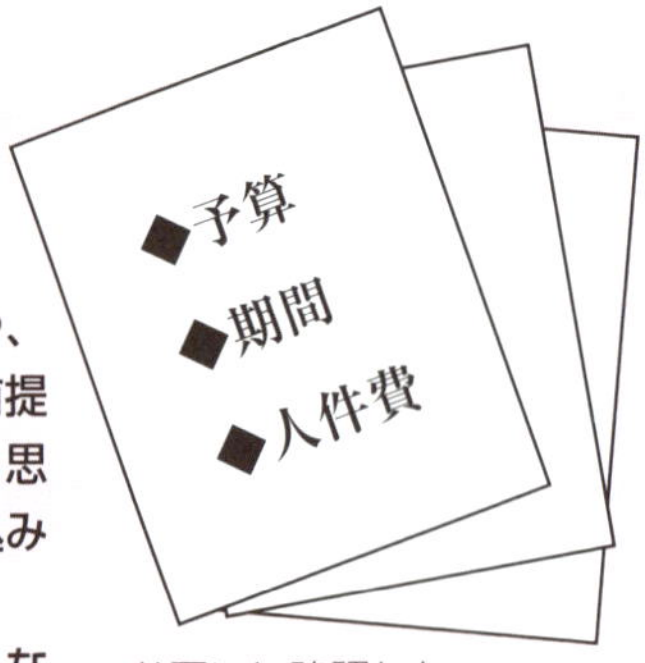

◆予算
◆期間
◆人件費

お互いに確認した内容は、必ずメモしておこう

Case 2

Cさんは母親と2人暮らし。ある日、母親から「なんかお菓子を買ってきて。お金は出すから」と頼まれました。そこで、テレビで話題になっていた店でホールケーキを買いました。少し高いけれど、おいしそう。ところが、ケーキをみた母親はあきれ顔。Cさんは「会社の帰りにわざわざ電車に乗って行ったのに」と、親子げんかになってしまいました。

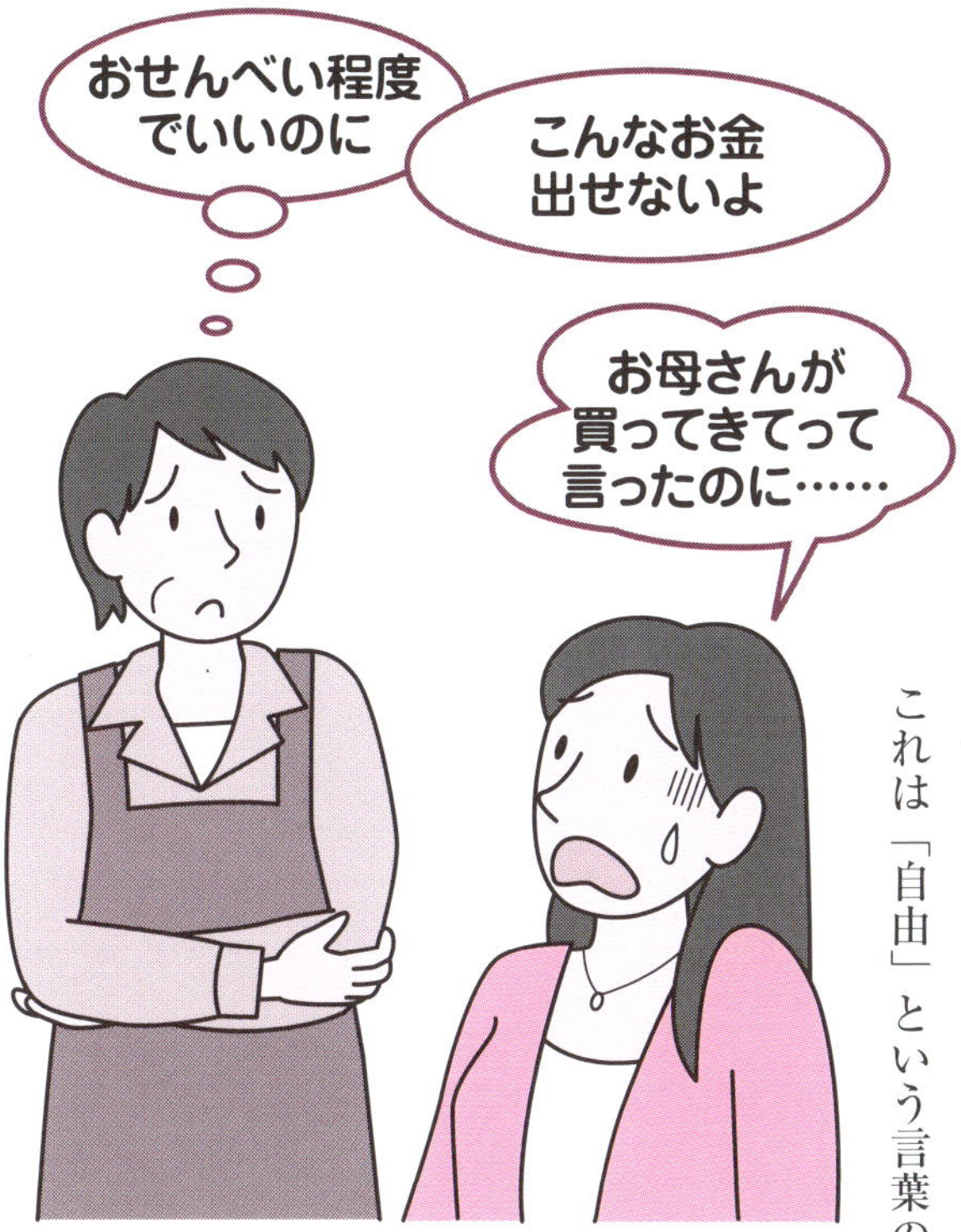

おせんべい程度でいいのに
こんなお金出せないよ
お母さんが買ってきてって言ったのに……

賞味期限は本日中。食べきれないし、おやつに数千円はもったいないと言われた

同じ言葉でも前提が違うことがある

自由に企画を出すように言われたとき、企画を出さなければもちろんダメだと言われるけれど、出してもダメだと言われる――こうした矛盾した二つの命令を受け取って、その矛盾を指摘できないまま板挟みになることを「ダブルバインド」といいます。

どちらに転んでも非難されるので、その理不尽さに怒りがわいてきます。

これは「自由」という言葉の使い方が、相手と違うためです。自由といっても「社会的に当然とされる範囲内」という前提があるのです。前提がずれるのは、自分の「当然」が相手の「当然」と同じではないからです。

ダブルバインドを解消するには相手の意図や前提を確認することが大切です。言葉の裏には、なんらかの意図や前提があり、自分が受け取った言葉どおりだと思わないこと。行動に移す前に、「私はこう考えたのですが」と、おだやかに確認しましょう。

対策　具体的に確認する

お菓子＝ケーキ、評判のものなら喜ぶ、という思い込みがありました。いくらおいしいケーキでも、家族2人のふだんのおやつとしては、値段と大きさに限度があります。買ってくる前に、母親が言っている「お菓子」がどのようなものか、具体的に確認するとよかったでしょう。

◆第一の感情を口に出す①

最初にあった本当の感情に気づく

怒りは「第一の感情」（→P52）からあっという間に育ってしまいます。「第一の感情」は怒りにまみれていますが、そこに、どのようなタネがあるのか、気づきましょう。

怒りの炎が大きくなる前に

不安や恨み、ねたみ、悲しみなどの「第一の感情」から怒りの炎は吹き出します。しかも急速に大きくなります。

もとの感情がみえない

怒りのタネから吹き出した炎が、もとの感情を隠して、みえなくしています。

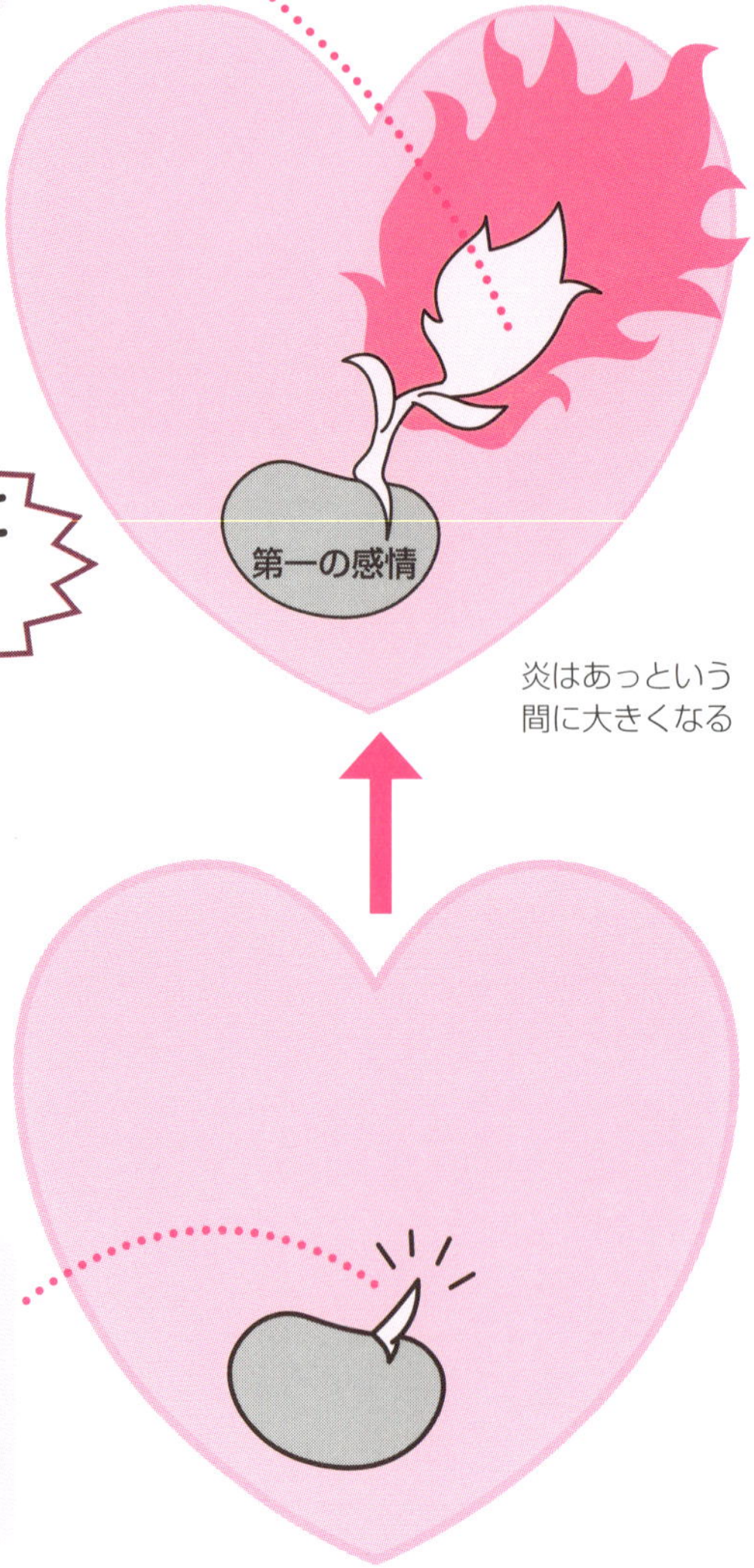

たとえば

スーパーマーケットの中で、子どもの姿がみえなくなったとき、怒って怒鳴る。

いったいどこに行ってたのよ!

第一の感情は

子どもになにがあったのだろう、無事か、まさか誘拐？

不安

この段階で気づきたい

炎の芽が出る前に、タネが「不安」であることに気づけば、子どもに言うことがちがってきます。

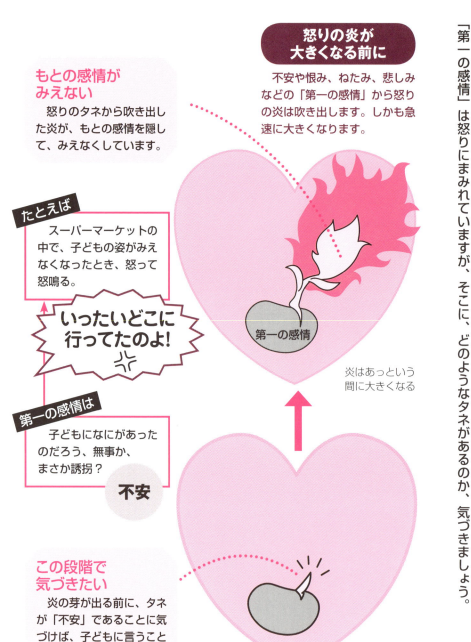

怒りが治まったらタネを探る

怒りのタネを探すのは、怒りが治まってから。自分がどんな第一の感情をもちやすいかがわかれば、これからは、怒る前に気づけるようになってくるでしょう。

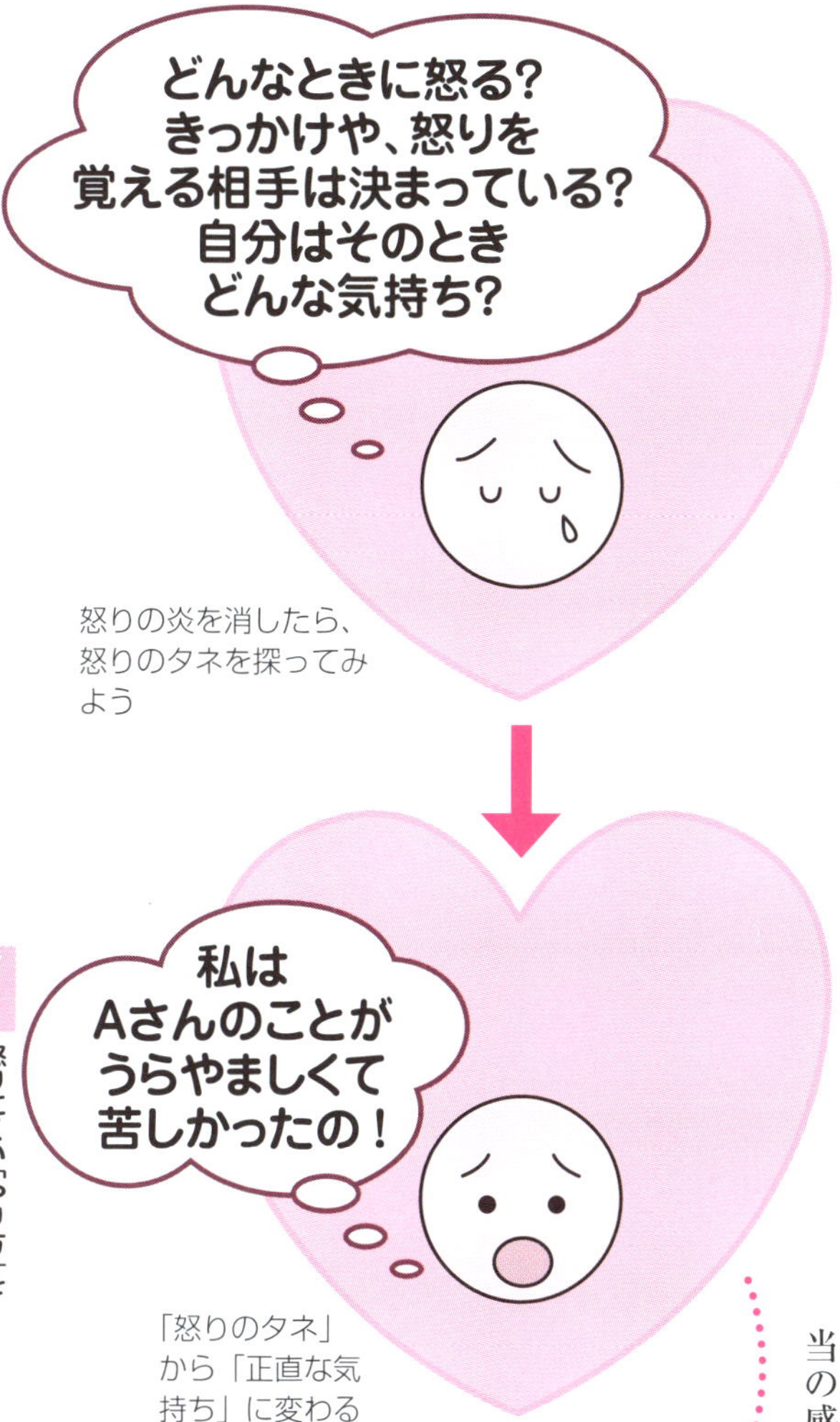
どんなときに怒る?
きっかけや、怒りを
覚える相手は決まっている?
自分はそのとき
どんな気持ち?
怒りの炎を消したら、怒りのタネを探ってみよう
私は
Aさんのことが
うらやましくて
苦しかったの！
「怒りのタネ」から「正直な気持ち」に変わる

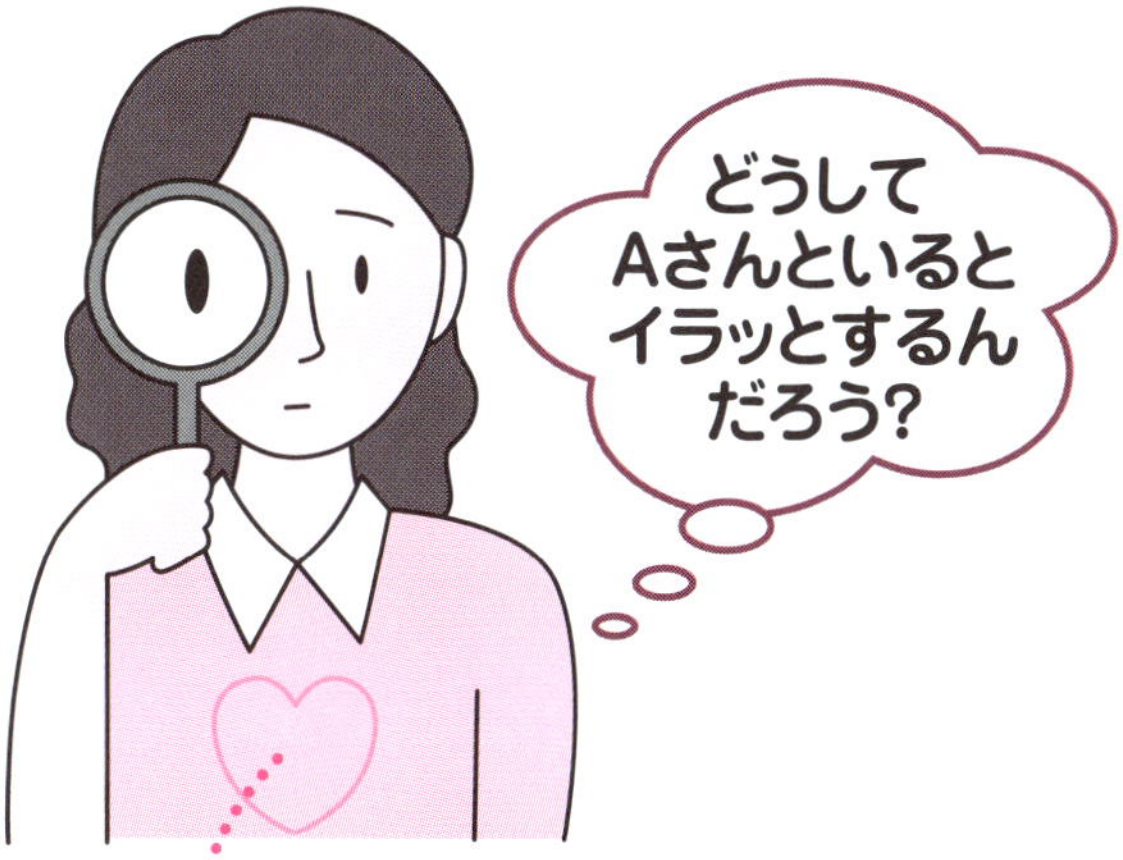
どうして
Aさんといると
イラッとするん
だろう?

冷静に思い出してみる

怒りを感じる場面が決まっていると感じたら、そのときの状況や自分の気持ちを思い出してみましょう。

第一の感情がわかれば、対処のしかたがわかる

感情に気づいたら、どうして自分がそのように感じるのかを考えるなど、具体的に対応できるようになります。

第一の感情こそがあなたの本当の感情

深呼吸や水を飲むのは応急処置です。怒りのタネにまで届く対処法ではありません。怒りが治まったのち、「怒りの大もとのタネ」に気づきを向けます。

「私の本当の気持ちはなんだったのか」と、自分にやさしく問いかけてみましょう。すると、怒りの原因になった正直な気持ちに気づけるでしょう。それがあなたの第一の感情。不安、期待などの本当の感情なのです。

◆第一の感情を口に出す②

「私は」のあとに自分の気持ちを言う

怒りがこみ上げたとき、そのままでは怒りに飲み込まれ、爆発してしまいます。そうなる前に「私は」と言いはじめましょう。本当の気持ちを伝えられると、怒りから抜け出すことができます。

自分を感情から切り離す

「イライラする」「ムカつく」というのは、自分が感情に埋まっている状態。感情と自分を切り離す言い方を心がけると、おのずと、心に余裕が生まれます。

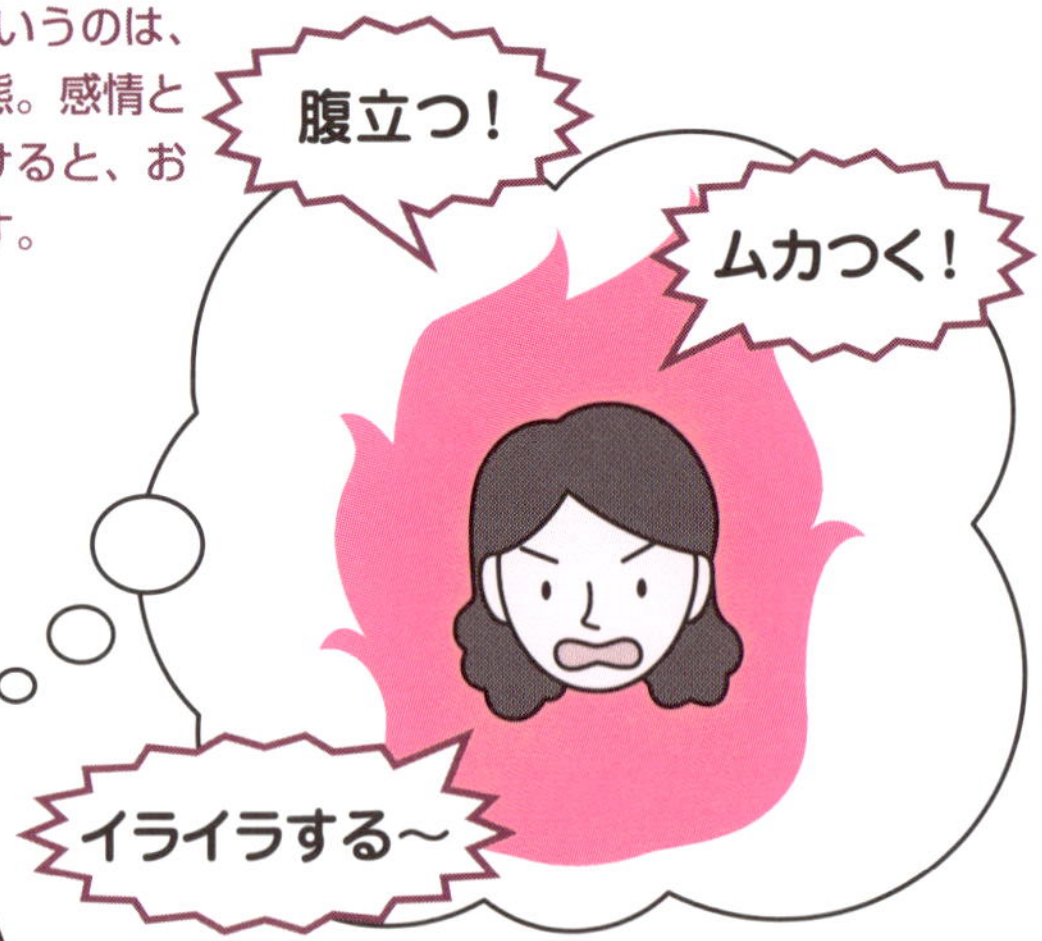
腹立つ！
ムカつく！
イライラする～

感情をそのまま出すのは自分の状態を表明しているだけで、周囲の人まで不快にさせる

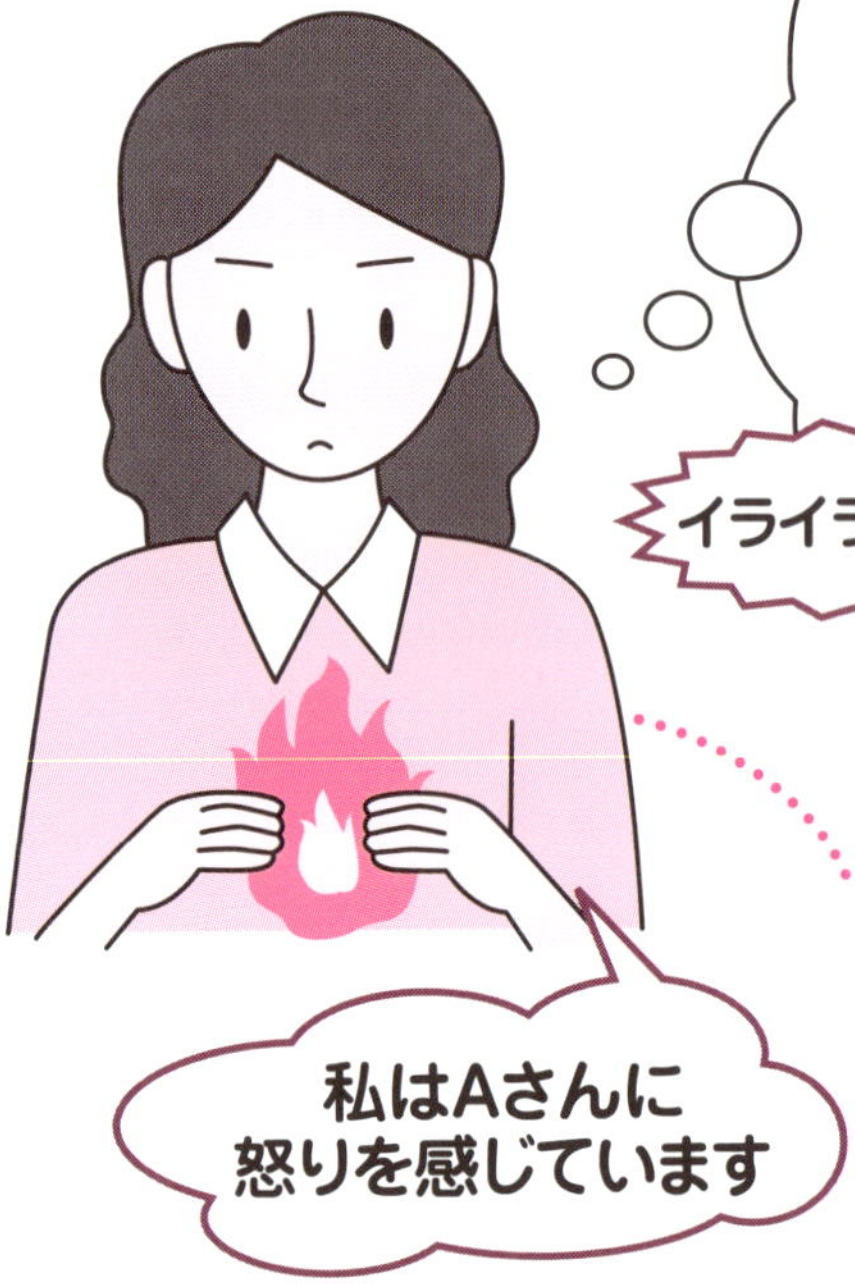
私はAさんに
怒りを感じています

「私は～と感じています」と言ってみる

たとえば、上司の行動に腹が立ったときに、「Aさんムカつく！」と言うのではなく、左記のように言い換えてみます。

怒りと自分が切り離される

「ムカつく！」と言ったときは、私＝怒りです。しかし、「私は怒りを感じています」と言うと、私＝感じているとなり、感情（怒り）から少し距離をおいていることに気がつきませんか。すると、「なぜ自分は怒っているのか」など、もともとあった、本当の感情に気づきやすくなります。

「怒り」から抜け出し相手に伝わりやすい

イライラしてきたら、「私は今、イライラを感じている」と言ってみましょう。すると、自分がイライラに飲み込まれている状態から、

不満やグチを意見に変える

不満やグチの言い合いは、ケンカです。けれど、「私は」をつけて、自分の気持ちを言い表すと、「意見」になり、冷静に話せるようになります。

本当は、食事のしたくが無駄になって残念な気持ちがあった

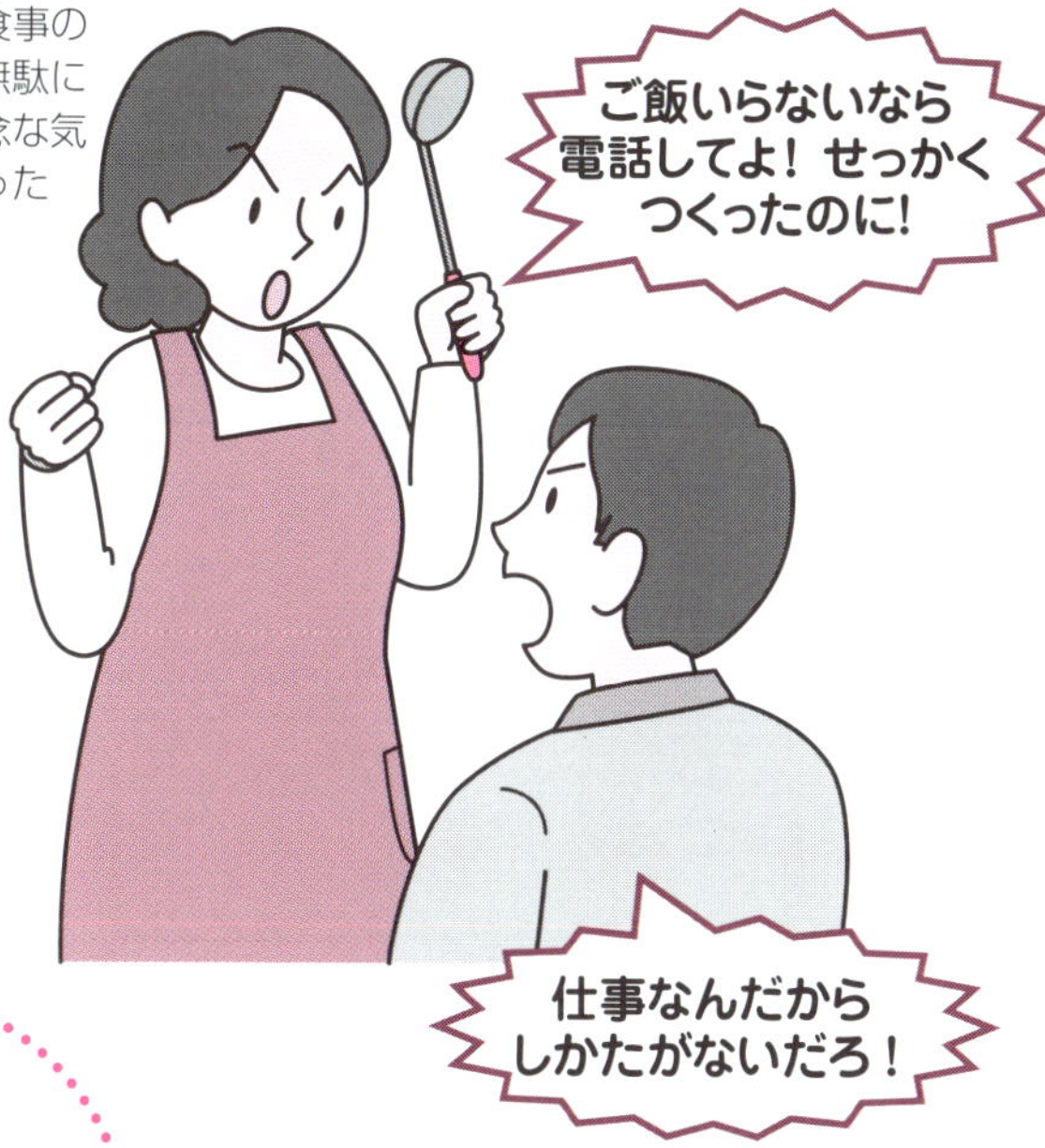
ご飯いらないなら電話してよ！ せっかくつくったのに!
仕事なんだからしかたがないだろ！

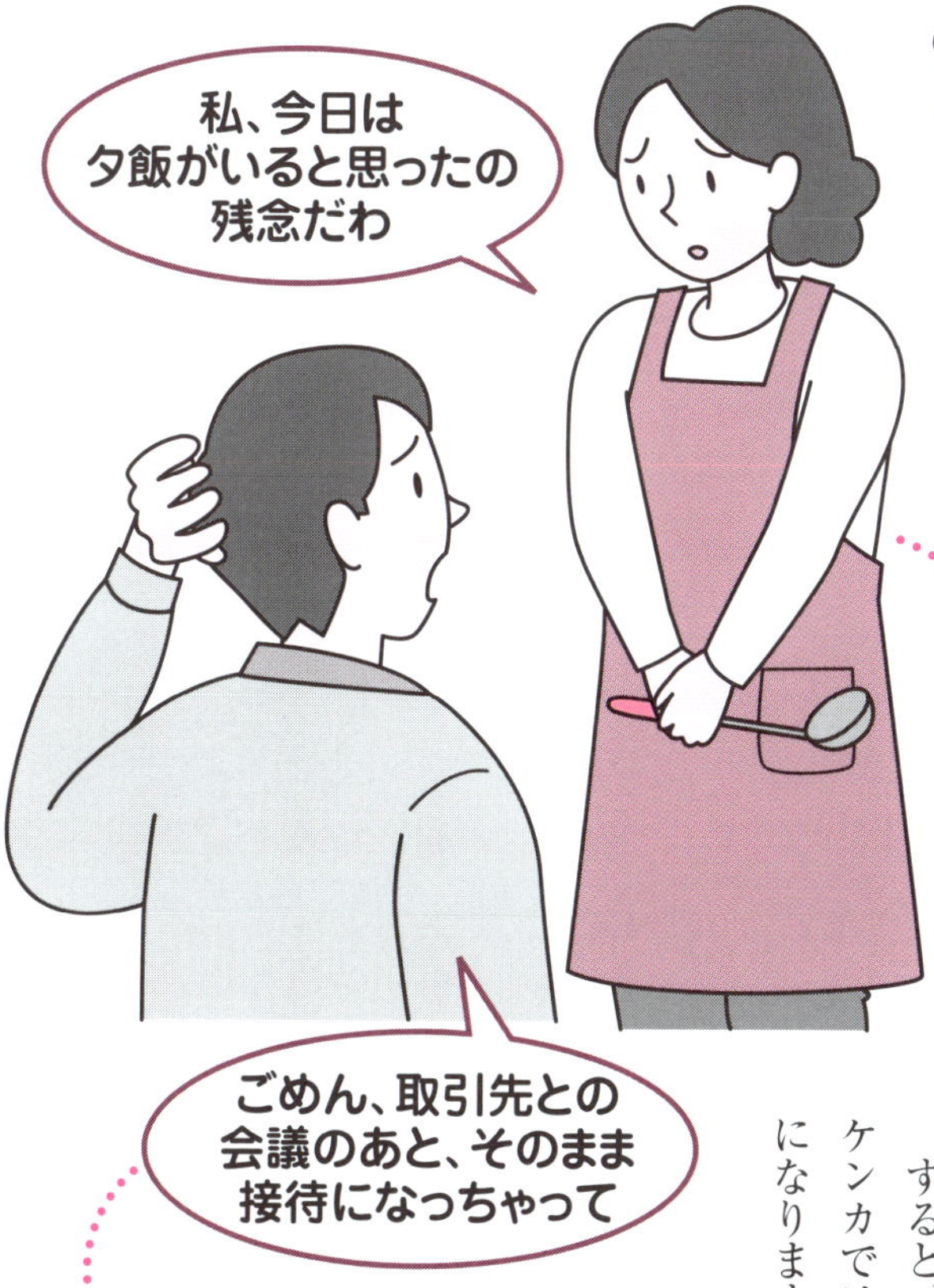
私、今日は夕飯がいると思ったの残念だわ
ごめん、取引先との会議のあと、そのまま接待になっちゃって

冷静な会話がなりたつ

第一の感情を伝える

「私は」と言うメリットは、相手を批判することなく、本当の感情を伝えられること。怒りのタネになった第一の感情を正しく伝えると、トラブルを回避できます。

相手の反応も冷静になる

むき出しの怒りをぶつければ言い合いになりますが、意見表明なので、相手も落ち着いて対応でき、「話し合い」ができます。

「感じている」だけになります。

自分と感情の間に距離ができて、少し冷静になったら、怒りのタネである「第一の感情」に気づきましょう。その感情を言葉にして、アイメッセージで伝えます。

まず、「私は」と言いはじめてください。次に「○○（思考）なので、○○（感情）です」と続けます。これがアイメッセージ。自分の思考や感情を比較的冷静に、具体的に伝えられます。

すると、相手も冷静に対応でき、ケンカではなく会話ができるようになります。

◆自分を責めない

「なんで」を「どうしたら」に変える

「なんで」という言葉は、解決につながりにくく、人へも自分へも怒りを招きがち。このようなうしろ向きの言葉が口ぐせになっている人は、「どうしたら」を口ぐせにするよう意識しましょう。

「なんで」はうしろ向きの言葉

「なんで」は、過去をふり返って、失敗の原因を探る言葉です。失敗を悔やみ、自分を責める気持ちや怒りを招きがちです。

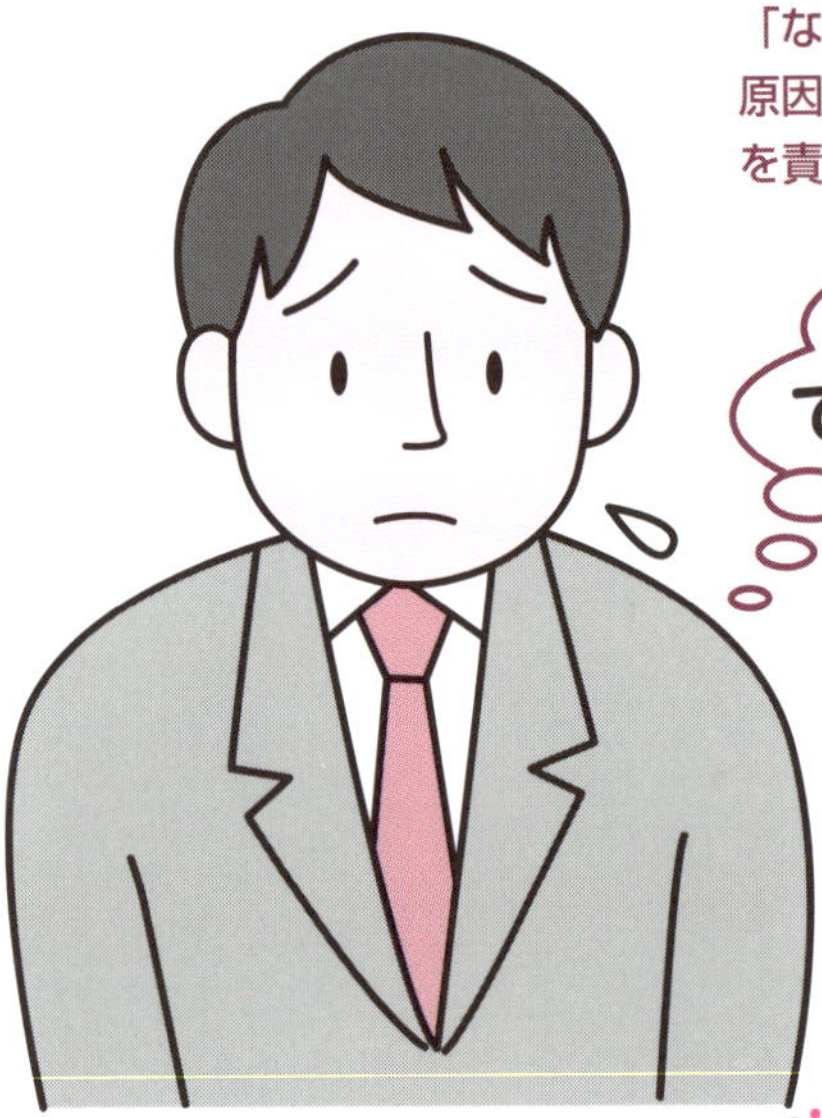
なんで
できないんだろう

「なんで」は「ない」と結びつきやすい

失敗した理由を考えるので、「できない」と結びつきがちです。

責められていると感じることもある

聞くほうはそのつもりがなくても、「なんで」と聞かれると、失敗を責められていると受け取りがち。できない理由を考え込んでしまいます。

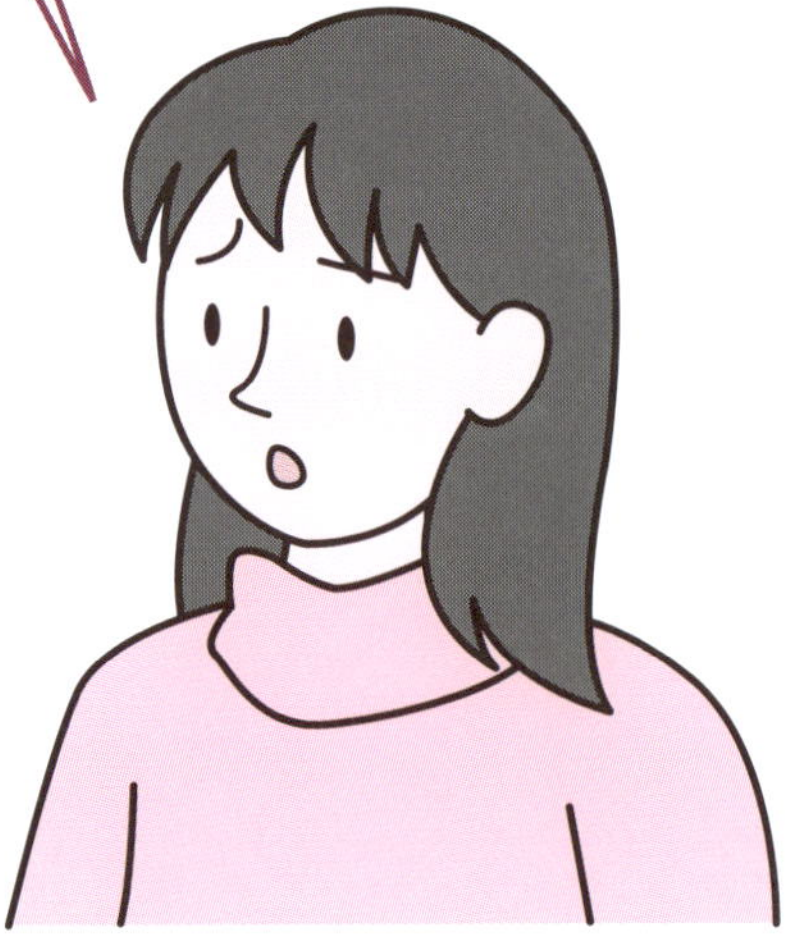
なんで
できないの?

だって、どうしても
がまんできなくて……つい
怒っちゃうんだ

言い訳ばかり引き出しかねない

失敗した理由が、対策のヒントになるとは限りません。できない理由ばかり考えていると、言い訳に陥りがちです。

「どうしたら」は前向きの言葉

「どうしたら」は、次の成功を導くための、前向きな問いかけです。

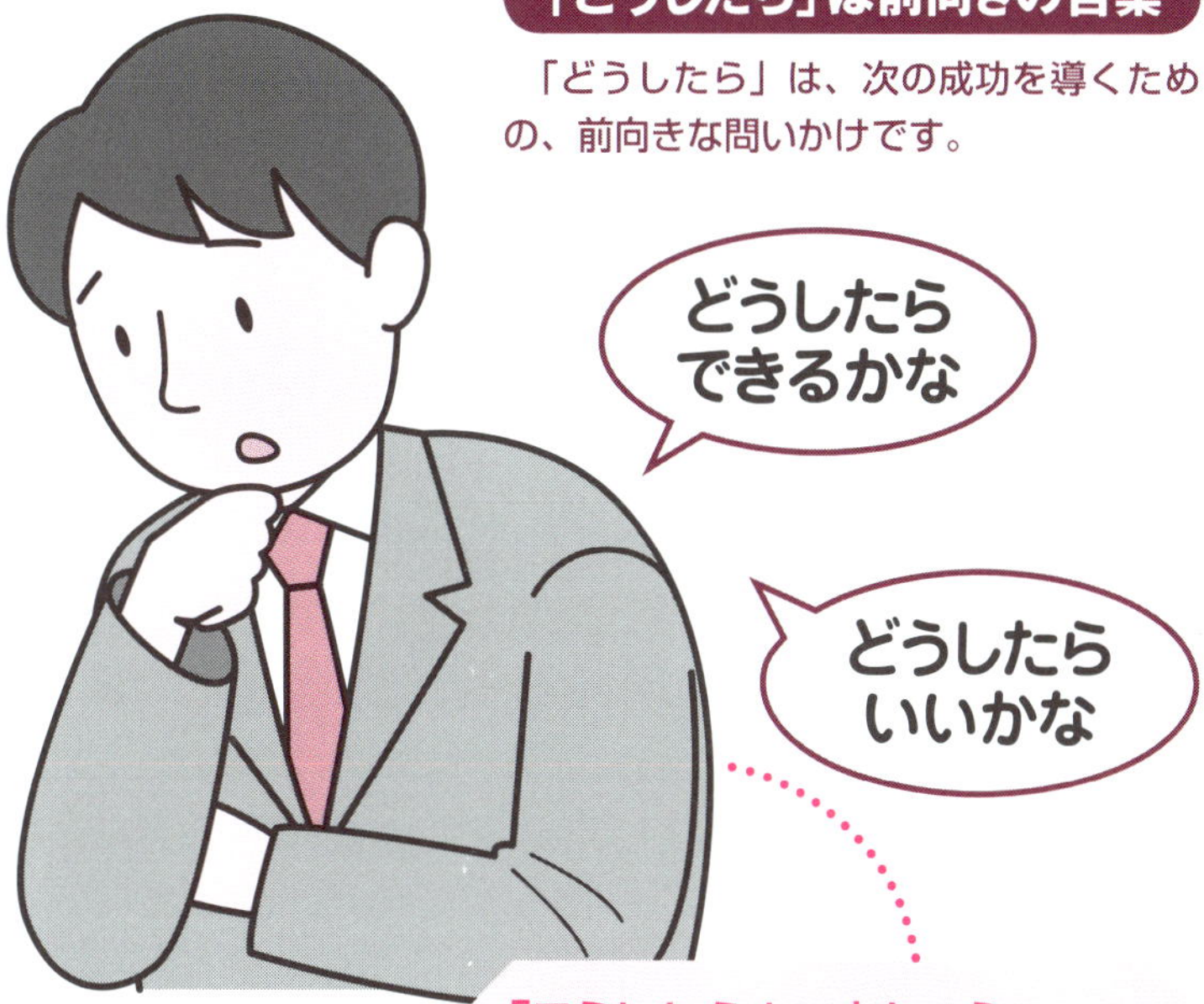

意識して口に出してみよう

「こうしたらよい」という具体的な考えが浮かびやすい

「どうしたら」という言葉は、未来に向けた問いかけです。次のチャレンジに意識が向き、具体的な対策を考えられるようになります。

「なんで」と言いやすいし言われやすい

ＡＤＨＤの特性があると、社会生活で苦手なことが多いため、ほかの人が自然にこなせることでも、失敗しがち。自分で「なんでできないのだろう」と落ち込む機会が多いのです。しかも、「なんでできないの?」と叱られたり、あきれられることもあります。

「できる」と仲良しになろう

「なんで」と結びつきやすい言葉は、「ない」です。自分に「なんで」と問いかけている限り、でき「ない」と自分を責めることにもなりかねません。

一方、「どうしたら」と結びつくのは「できる」です。「どうしたら」と自問すれば、「できるかな?」と前向きな言葉が自然に出てきます。

「なんで」を「どうしたら」に変えて、前向きな言葉を味方につけましょう。

セルフトークから前向きになろう

セルフトークとは、口ぐせや、自分に言う言葉のこと。「なんでできないの?」と言われつづけると、それがいつの間にか自分の口ぐせになってしまうことが少なくありません。

しかし、生まれたときからもっているセルフトークなどありません。自分に「なんで?」と言ってばかりいるなら、今日から「どうしたらできるかな?」と言い直しましょう。自分で、前向きなセルフトークに置き換えていけるはずです。

◆気長に取り組む

自分に合った方法がきっとみつかる

アンガーマネジメントには、たくさんの方法があります。応急処置も含め複数の対処法をもち、怒りの度合いによって変えてもよいでしょう。自分に合う方法にたどりつくまで、気長にトライしつづけましょう。

ADHDがあるために陥りやすい失敗

ひとつのことにじっくり取り組むのが苦手なため、途中で挫折しがち。効果が実感できないまま終わり、自分はダメだと落ち込むことがよくあります。

スタート

アンガーマネジメントを始めようと決める

怒りっぽい自分を変えたい、と思い、本書の方法をおこなったり、アンガーマネジメントの講座に申し込んだりして、方法を学びます。

失敗

3日ほどしか続けられない

「やり方を変え」はじめたものの長続きしなかったり、講座に通うのも数回しか続かず、途中で投げ出してしまいます。

やっぱり自分はダメだ、と落ち込む

自分で決めたことなのに、最後までやりとげられない自分に嫌気がさします。ふり出しに戻るどころか、自信を失ってマイナス状態にもなりかねません。

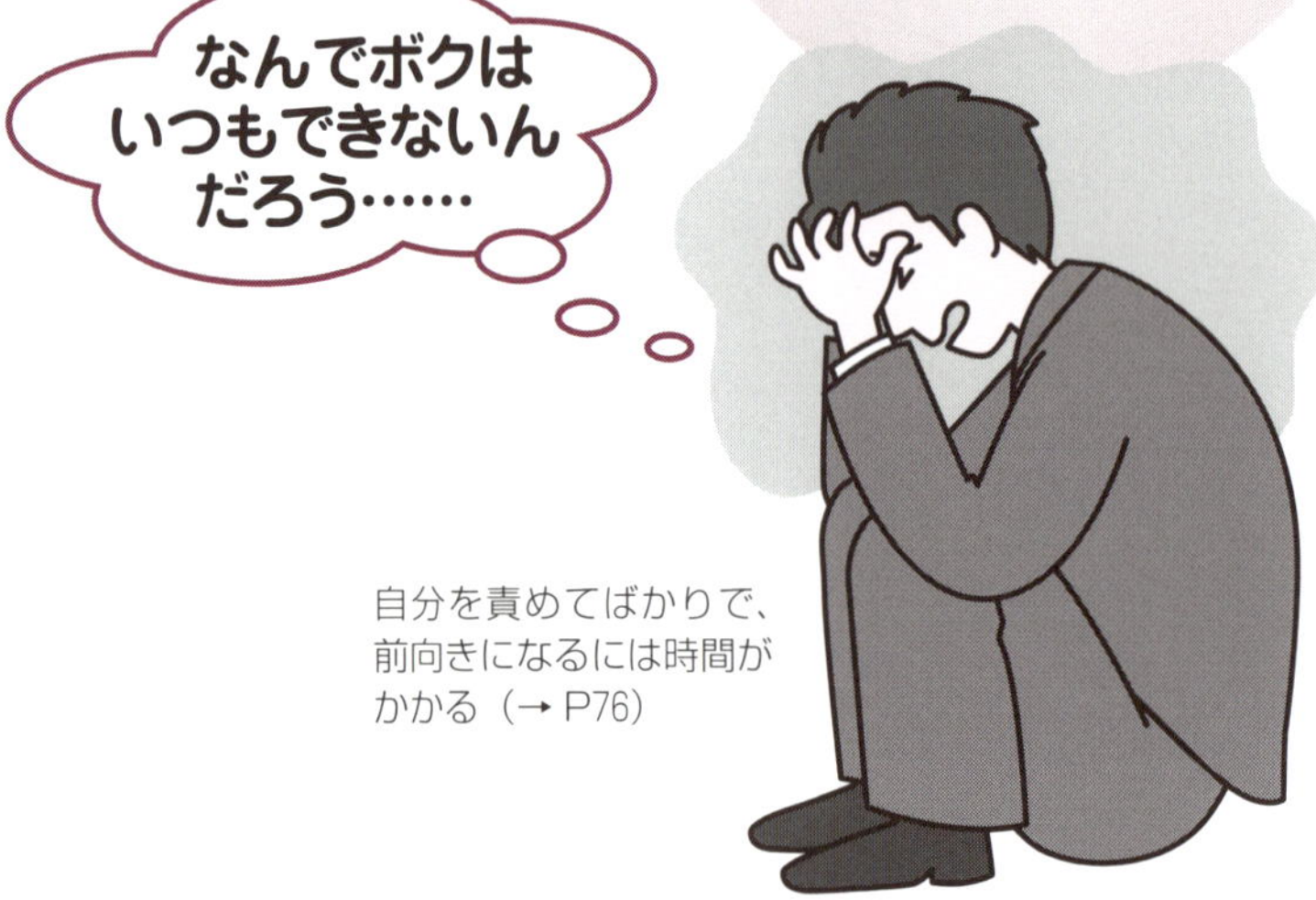

自分を責めてばかりで、前向きになるには時間がかかる（→P76）

失敗は次へのステップ

続けられなかったのは、「この方法では続かない」ということにすぎません。そこであきらめると、本当に失敗になってしまいます。しかし、これからどうすればよいのかを考えて、自分に合った方法がみつかるまで、次の方法を試していけばよいのです。

事実確認

合わなかった、とわかっただけ

ひとつの方法がうまくいかなかったら、「その方法は自分には合わなかった」「このやり方ではダメだということがわかった」ととらえます。

続かない、合わないときはまたやり直す

自分に合った方法がすぐにみつかるとは限りません。問題が出てきても、「何度もトライすればいいのだ」と考えます。

トライアル

別の方法をやってみる

ほかに、自分に合う方法はないか探してみたり、うまくいかなかった点を改良したりして、もう一度チャレンジします。

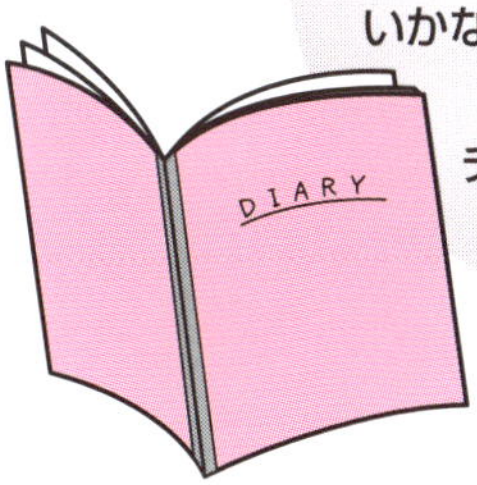

アンガー・ログ（→ P62）にもヒントはいっぱい

自分に合う方法がみつかる

試行錯誤をくり返すうちに、自分に合うアンガーマネジメントの方法がみつかります。いろいろな工夫をしてトライすることが大切です。

失敗は、その方法が合わないことの発見と考えて

ものごとがうまくいかなかったとき、「失敗した」と思うかもしれません。でも、そうではなく、この方法ではうまくいかないということを「発見」したのです。すぐに、次の方法を試しましょう。

自分に合う方法にたどりついたとき、あなたのがんばりは無駄にはなりません。あなたはもう、自分がどうすればうまくいくのか、どうすればうまくいかないかを知っているのですから。

コラム

周囲の人へ 4

本人が大切にしていることを尊重しよう

努力の否定を存在の否定と感じる

「このくらいできて当然」や「こんなふうにしてほしかった」という期待を、ついぽろっと口に出していませんか。

　しかし、がんばった本人にしてみれば、こう言われると、努力を認めてもらえないことで自分の存在まで否定されたような気になり、それが怒りにつながるのです。

　一生懸命取り組んだのに、あっさりダメ出しされた、大切にしていることを否定された……こんなとき、誰でも腹が立つものです。

相手を理解しようとする思いが大切

「当然」は人によってちがいます。自分の「当然」が本人の「当然」と思わないこと。こちらの期待に応えられなくても、まずは本人の努力を認めましょう。「がんばったね」「おつかれさま」などのねぎらいの言葉が大切です。

　そのうえで、そのような行動をとった理由を尋ねてみましょう。すると、本人なりの考えがあったことがわかるでしょう。

「自分が正しい」という思いに固執すると怒りが生まれますが、本人のことを理解すれば、その思いが和らぎます。本人は別の考え方をもっていて、それがうまくいかなかっただけとわかれば、思いやりをもって「そのやり方よりも、次はこうやってみたらどうかな」と伝えられるでしょう。

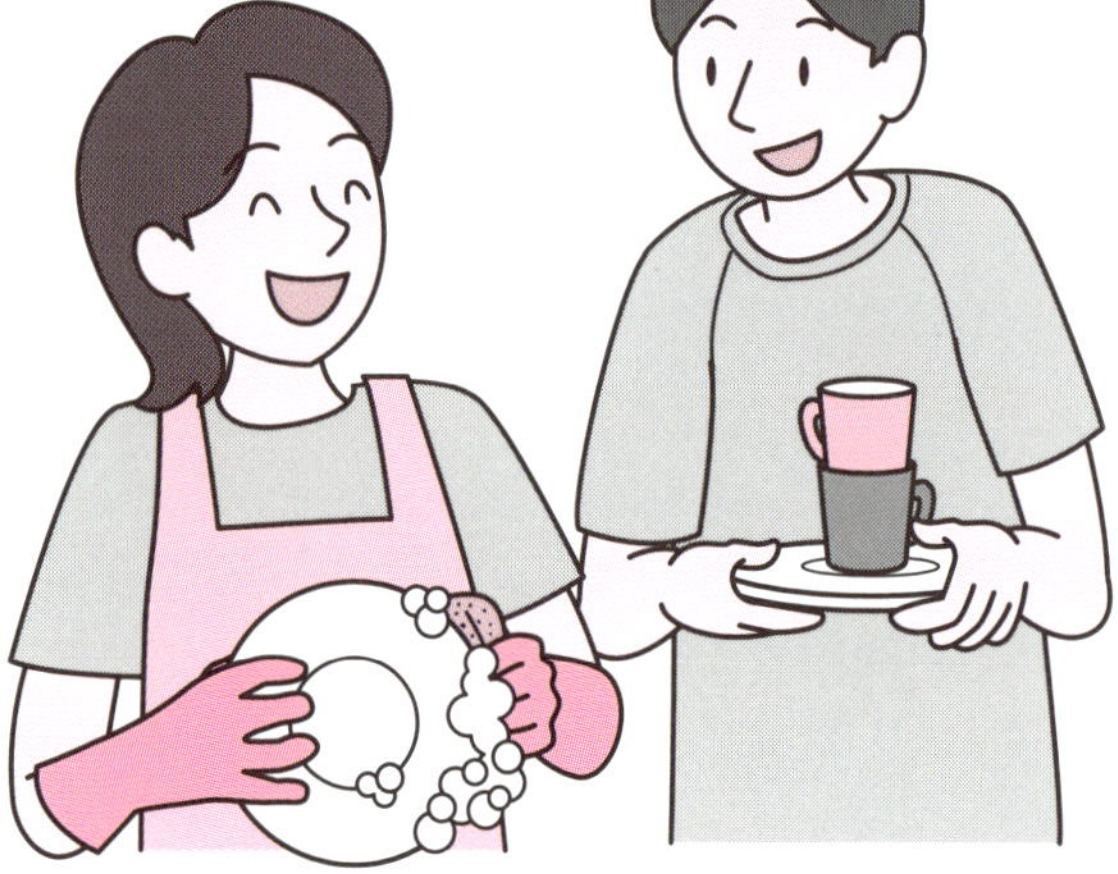

相手を尊重することを忘れなければ、怒ったり怒られたりするのは避けられる

5

「プラス」を増やして怒りを防ぐ

毎日のストレスを少なくできれば、それだけ、
怒りを感じる場面が減ってきます。
ストレスは自分が生み出すもの。まずは
自分を受け入れることが、「ハッピー」に
つながります。

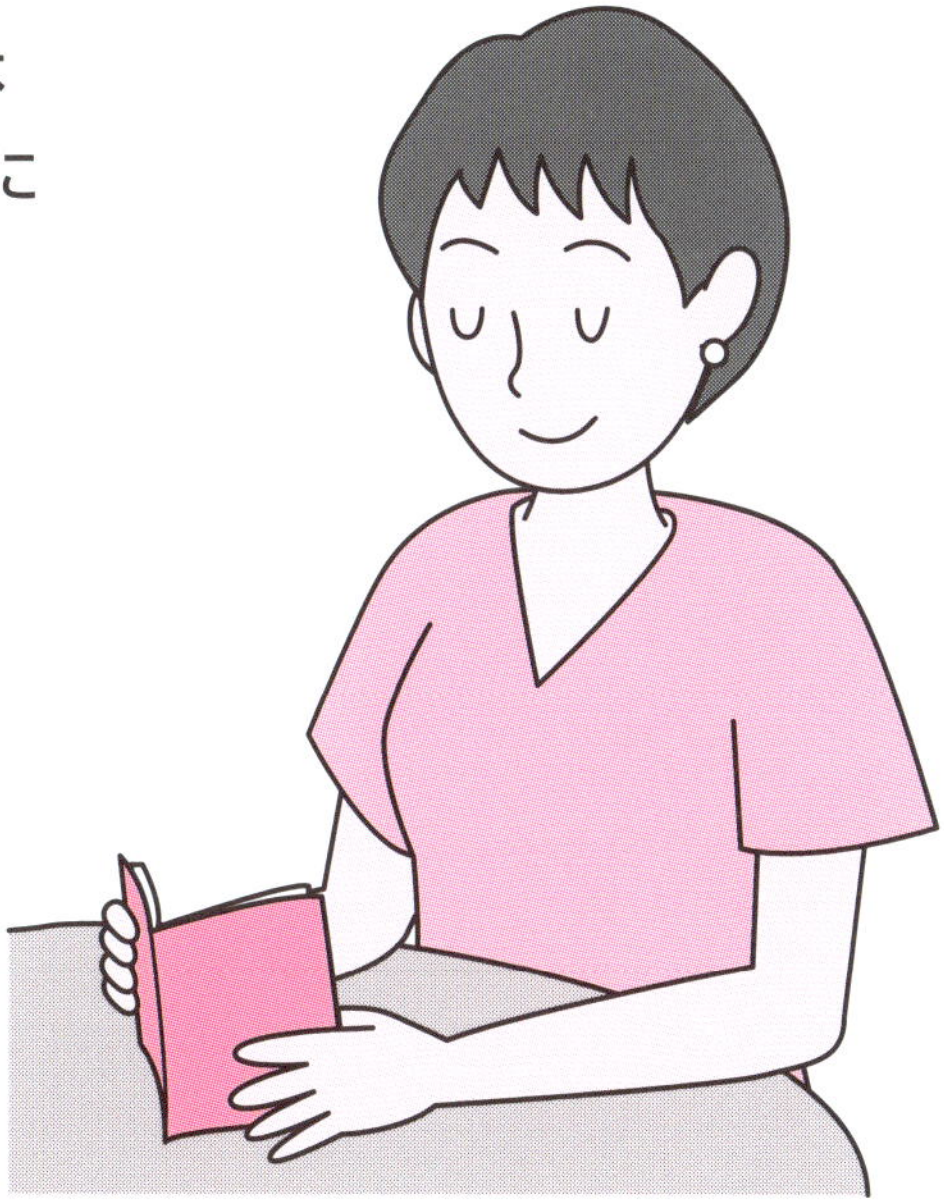

◆ストレスを減らす①

ストレスを減らせば、怒りにくくなる

ストレスがたまったり、体が疲れていると、気持ちが落ち込んだりイライラしやすくなります。日ごろからストレス解消やリラックスを心がけましょう。

ADHDがあるとストレスを抱えやすい

忘れっぽい、行動が突発的……ADHDの特性は、仕事でもトラブルを招きやすく、そのぶん本人のストレスが大きくなります。しかも、多くの仕事を抱えがちになるという問題もあります。

なんでも安請け合いする

実行機能が弱いので時間の読みが甘く、スケジュール管理が苦手。予定をしっかり考えることなく、軽い気持ちで頼まれごとを引き受けてしまいます。その結果、多くの仕事を抱えて、たいへんな状況に陥ります。

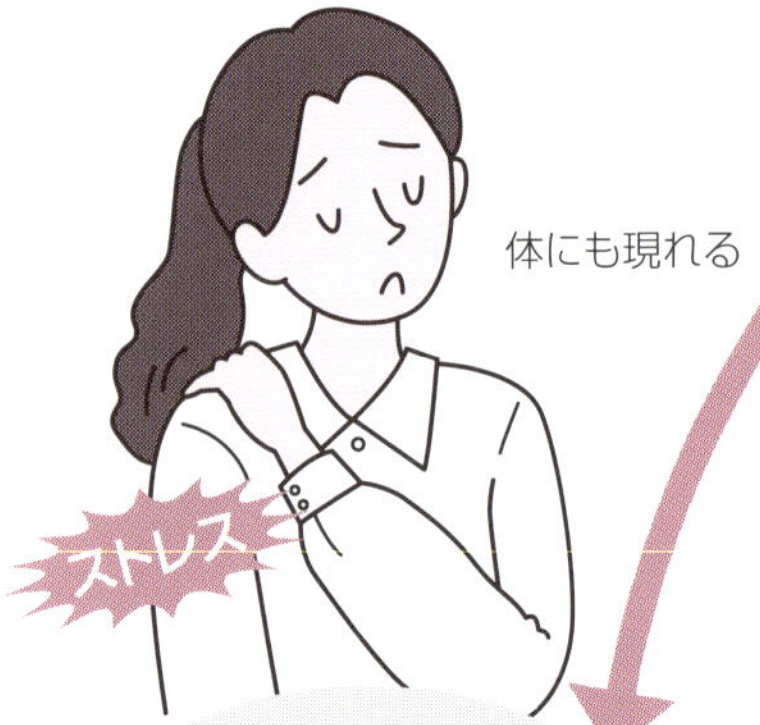

ストレス
体にも現れる

ミスが増える

ただでさえ忘れっぽく、ミスが多いのに、忙しさがうっかり加減に拍車をかけて、ミスが増えます。本来の仕事にミスへの対応まで加わり、ますます忙しくなる……という悪循環に陥ります。

疲れがたまる

仕事に追われてしっかり休むことができず、疲れがたまってきます。

イライラして怒りっぽくなる

疲れや仕事のストレスがたまって、ふだんならがまんできるようなちょっとしたことで、イライラしたり、すぐに怒ったりしてしまいます。

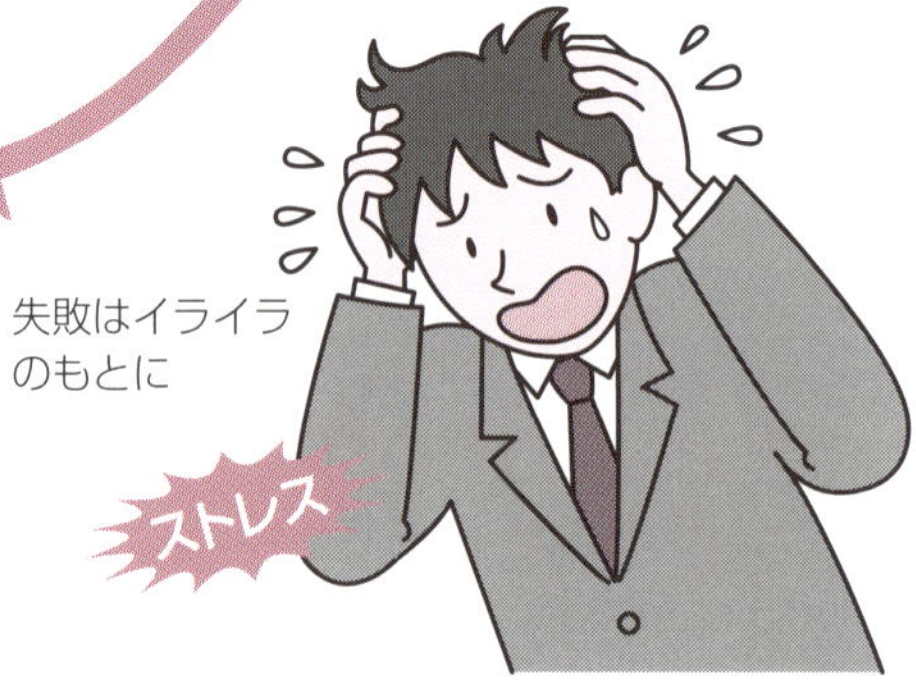

失敗はイライラのもとに
ストレス

体と心のケアをしっかりと

体や心のケアといっても、特別なことではありません。生活ペースが乱れがちならしっかり見直し、翌日に支障の出ないよう心がけましょう。

しっかりリフレッシュする

ジョギングやウォーキングで軽く体を動かしたり、ゆっくりお風呂に入ったり。自分なりのリフレッシュ法を決めて、心を元気にしましょう。

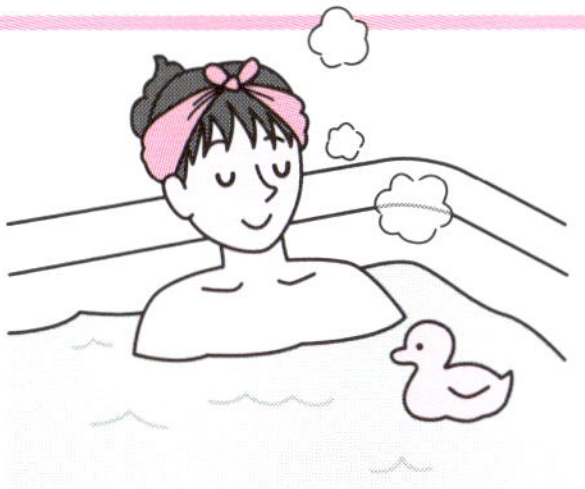

しっかり食べる

食事のバランスも大事ですが、食事をとる時間も守って。一人で食事がなおざりになる場合は、誰かといっしょに食べるように心がけましょう。

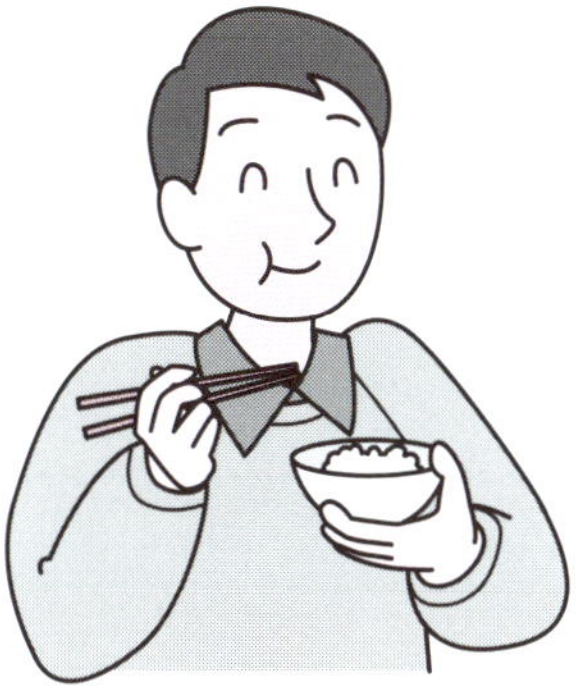

しっかり寝る

睡眠は脳を休ませる大事な時間。ADHDがあると、つい夜更かしをしたりと、睡眠が不規則になりがちなので、睡眠時間を十分にとれるよう気をつけます。

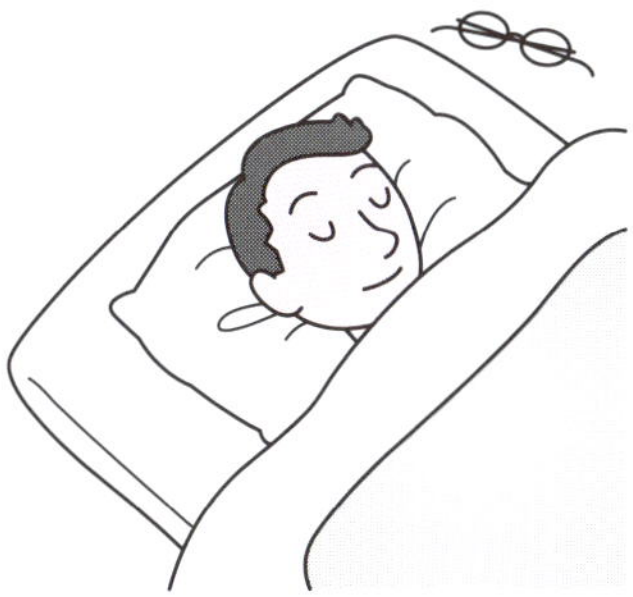

注意！

テレビは時間をしっかり決める

テレビは手軽な気晴らしですが、ついダラダラみつづけがち。みたい番組は録画で楽しみ、終わったらすぐにテレビを消すか、またはタイマー機能を利用してテレビが自動で消えるようにするなど、時間を区切る工夫をしましょう。

心と体はつながっている

元気なときはがまんできても、疲れていると、誰でもイライラしやすくなります。体力と忍耐力は比例しているのです。

アンガーマネジメントでは、怒りをコントロールするだけではなく、体をしっかりメンテナンスして、コントロールする力を高めることが欠かせません。

体調管理を忘れずに

仕事をしていると、生活が不規則になりがちです。しかも、実行機能が弱いという特性があるので、スケジュール管理が苦手だったり、ものごとにのめり込みやすいために、ますます生活のペースが乱れかねません。

心が不安定なほど、怒りが生まれやすいもの。規則正しい生活で体調をキープし、ストレスを解消することで、心を元気に、安定した状態に保ちましょう。

◆ストレスを減らす②

「苦手」を減らす工夫が欠かせない

ミスや忘れっぽさは、周囲の人の怒りを招くうえに、自分を責める原因にもなります。困りごとの原因を見極め、しっかり対策を立てましょう。ストレスや怒りのタネを減らしてくれます。

大事なことは、とにかく書いて

もっとも簡単で、すぐに始められる対策は「書くこと」。忘れ防止にもなりますし、書いているうちに、考えが整理されます。

指示をメモする

すぐにメモすれば、言われたことを忘れずにすみます。大切なのは、書いたメモをみること。

→うっかり対策

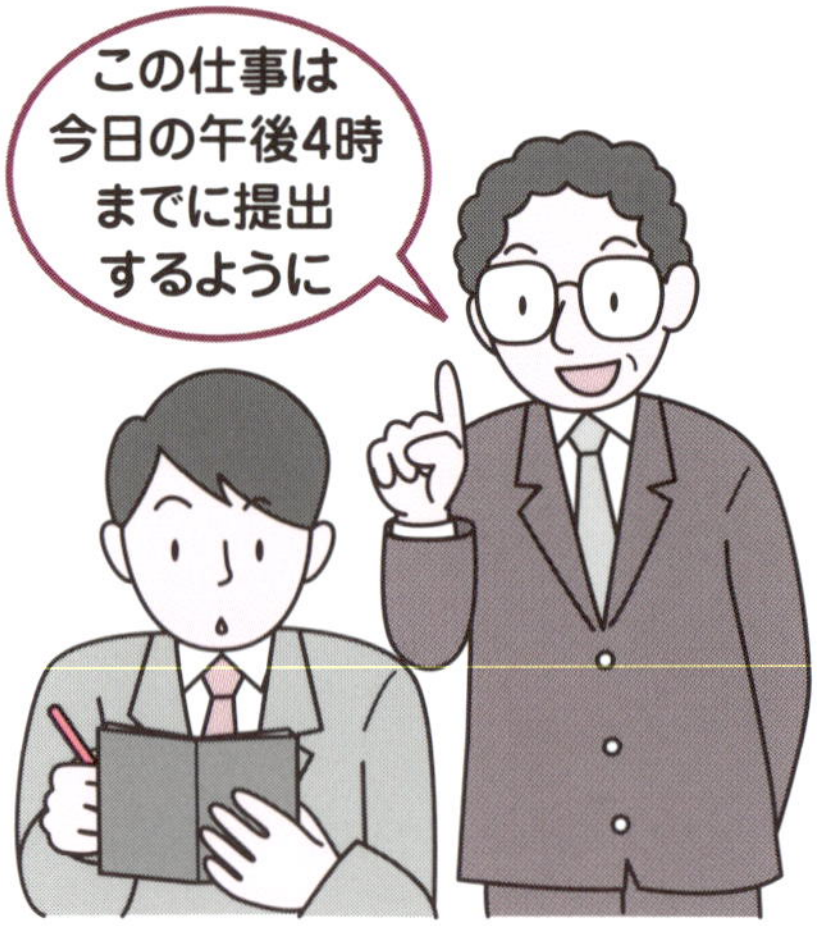

この仕事は今日の午後4時までに提出するように

スケジュールをメモ&チェック

スケジュールも必ずメモして、予定が詰まりすぎていないか、こまめにチェック。手帳を忘れそうなら、携帯電話などのスケジュール管理機能を活用しましょう。

→安請け合い対策

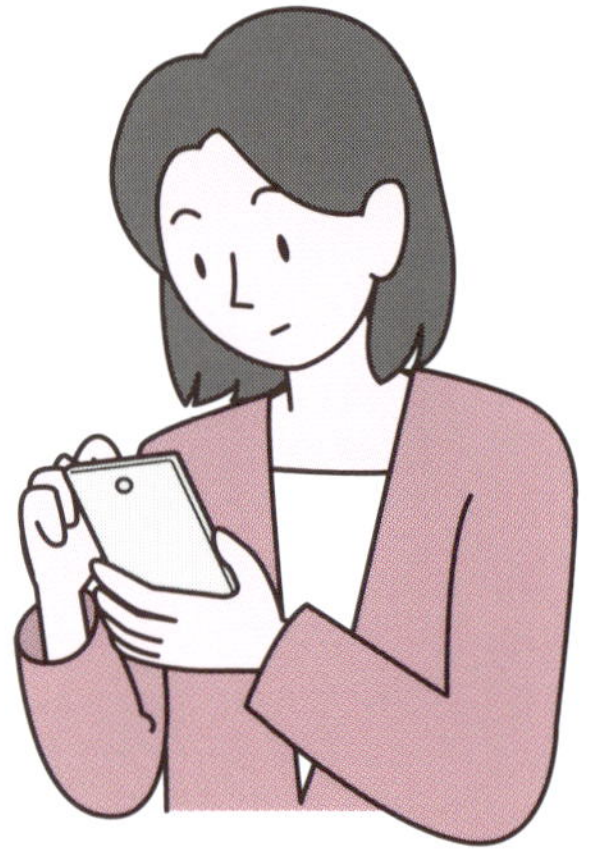

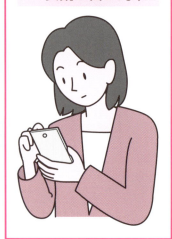

手順を書き出す

その日にやらなければいけないことの優先順位や手順を書き出すと、仕事の流れがスムーズになります。終了したらその項目を消すと、やりがいも味わえて、一石二鳥です。

→混乱対策

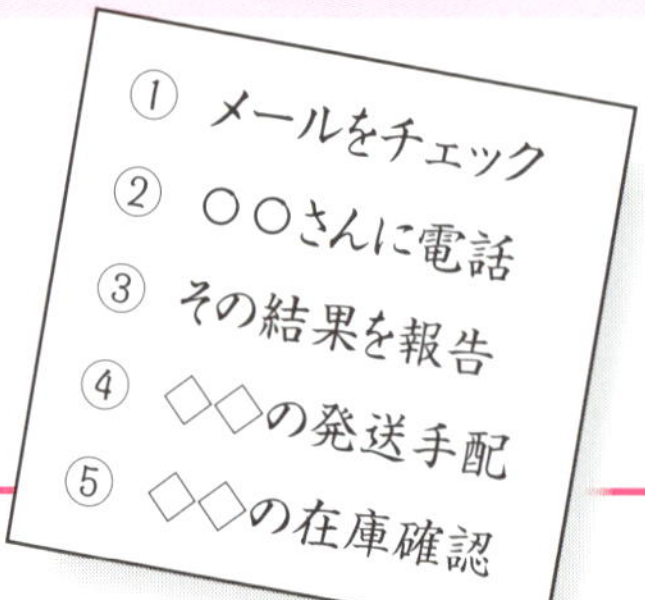

① メールをチェック
② ○○さんに電話
③ その結果を報告
④ ◇◇の発送手配
⑤ ◇◇の在庫確認

整頓ルールを決める

ADHDがあると、整理整頓が苦手です。きれいにするのを目指すより、便利になるように、ルールを決めるとよいでしょう。

ものの置き場所を決める

ものの置き場所を決めて、必ずそこに戻します。ハサミなどは、使う場所にもっていくのではなく、保管場所で使うようにすると、なくしにくくなります。

→なくしもの対策

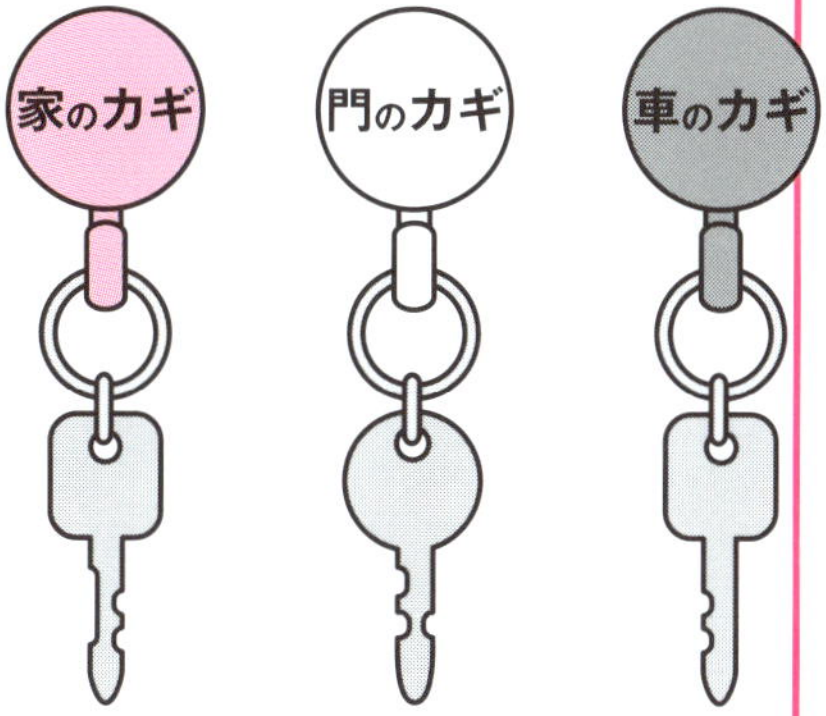

ラベルや色分けを

書類を入れるファイルや引き出しにラベルを貼って整理します。また、重要な書類は「赤のふせんを貼る」「赤いファイルに入れる」など、優先度を忘れない工夫も取り入れて。

→なくしもの対策、混乱対策

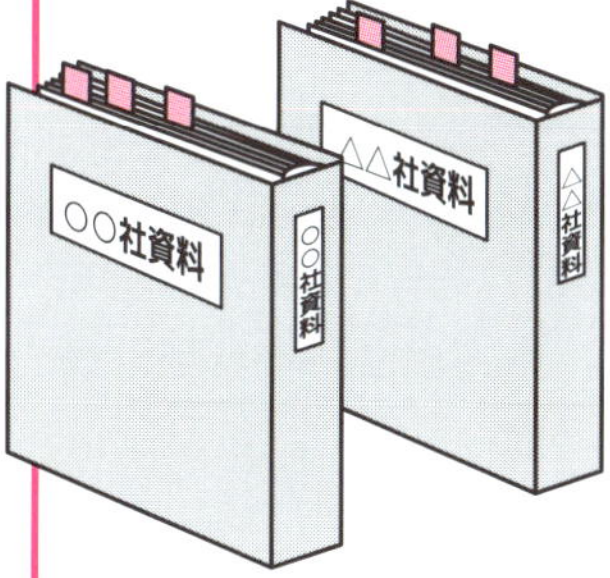

時間やスケジュールも整頓を

予定を入れすぎない

仕事が長引いても、次に支障が出ないよう、次の予定との間に時間の余裕をとったり、急ぎではない用事をはさんでおきましょう。

→遅刻対策、安請け合い対策

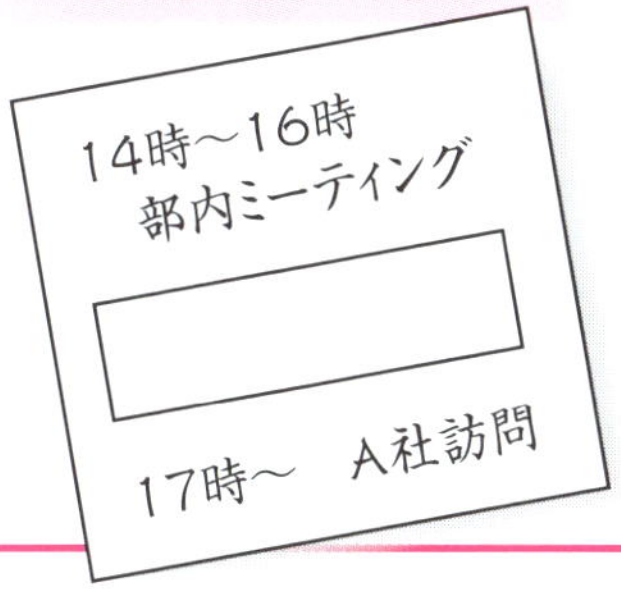

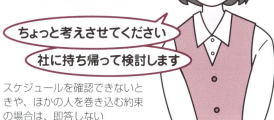

小さな工夫を積み重ねて

本人にとっては小さなミスでも、積み重なると、「こりない人」「無責任」などのイメージが定着してしまいます。

ＡＤＨＤの特性は気力でカバーできるものではありません。しっかり対策を立てることが必要です。ひと手間を惜しまず、工夫して、うっかりミスや苦手なことを減らしていきましょう。

「ハイ」の前にひと呼吸おく

「自分は見通しが甘い」ことを前提として、即断を避けるのも大事です。

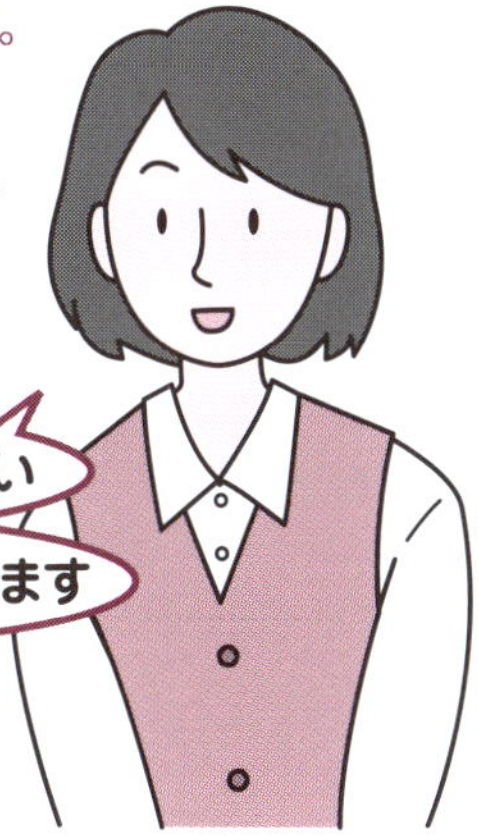

復唱させてください

メモが取れないときは、指示を復唱すると、忘れにくくなる

ちょっと考えさせてください

社に持ち帰って検討します

スケジュールを確認できないときや、ほかの人を巻き込む約束の場合は、即答しない

◆苦手を隠さない①

ありのままの自分を受け入れる

自信をもちにくく、手伝ってもらうことに引け目を感じすぎる傾向がありませんか。

しかし、誰でも苦手なことはあり、手助けが必要な場合があります。ＡＤＨＤがあっても同じです。

ダメ出しに敏感になりやすい

困っていても周囲の人に言いづらいと感じている場合が少なくありません。

子どものころから、叱られたり批判されることが多い

ADHDの特性は子どものころほど強く出やすいため、叱られたり、否定される場面が多くなりがち。それが心の傷として残っています。

大人になっても、批判を恐れる気持ちが消えない

周囲の人は自分のことをよく思っていないのでは、と心配するあまり、ちょっとした批判やダメ出しに過敏になってしまいます。

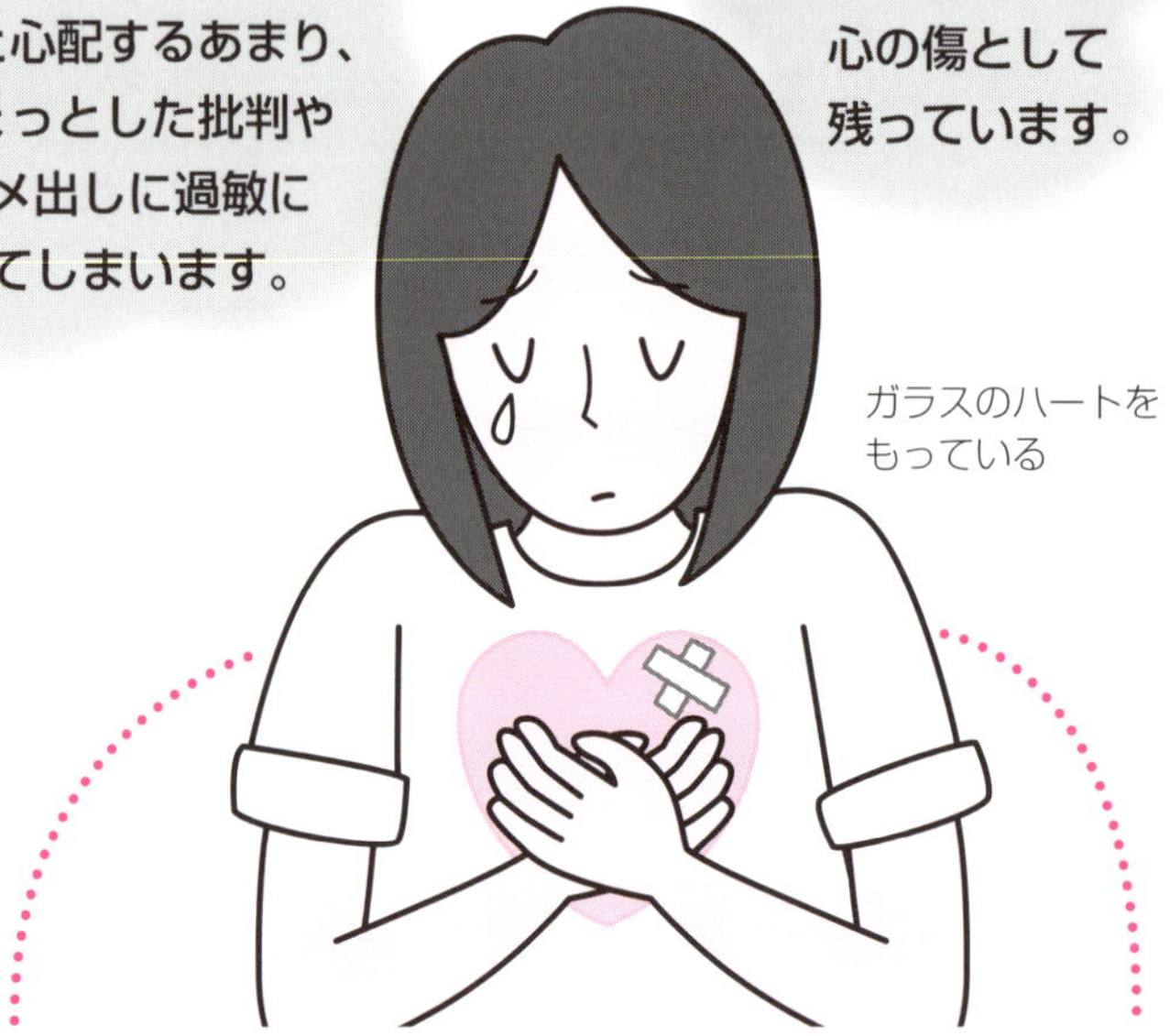

プラスの評価より、マイナスの評価を大きくとらえがち

マイナスの評価に過敏になるあまり、ほめられたことよりも、注意されたり、叱責されたりしたことのほうが頭に残ります。

助けてほしいと言い出せない

「努力不足」「甘えている」と思われることを心配しすぎて、困っていても周囲の人に手伝ってほしいと言い出せません。

特性を受け入れて、切り替える

ミスに目を向けて、「どうしよう」と悩むばかりでは、前向きな解決につながりにくいもの。ミスも含めて、「これが自分なのだ」と受け入れると、「これからどうするか」と気持ちを切り替えて考えられるようになります。

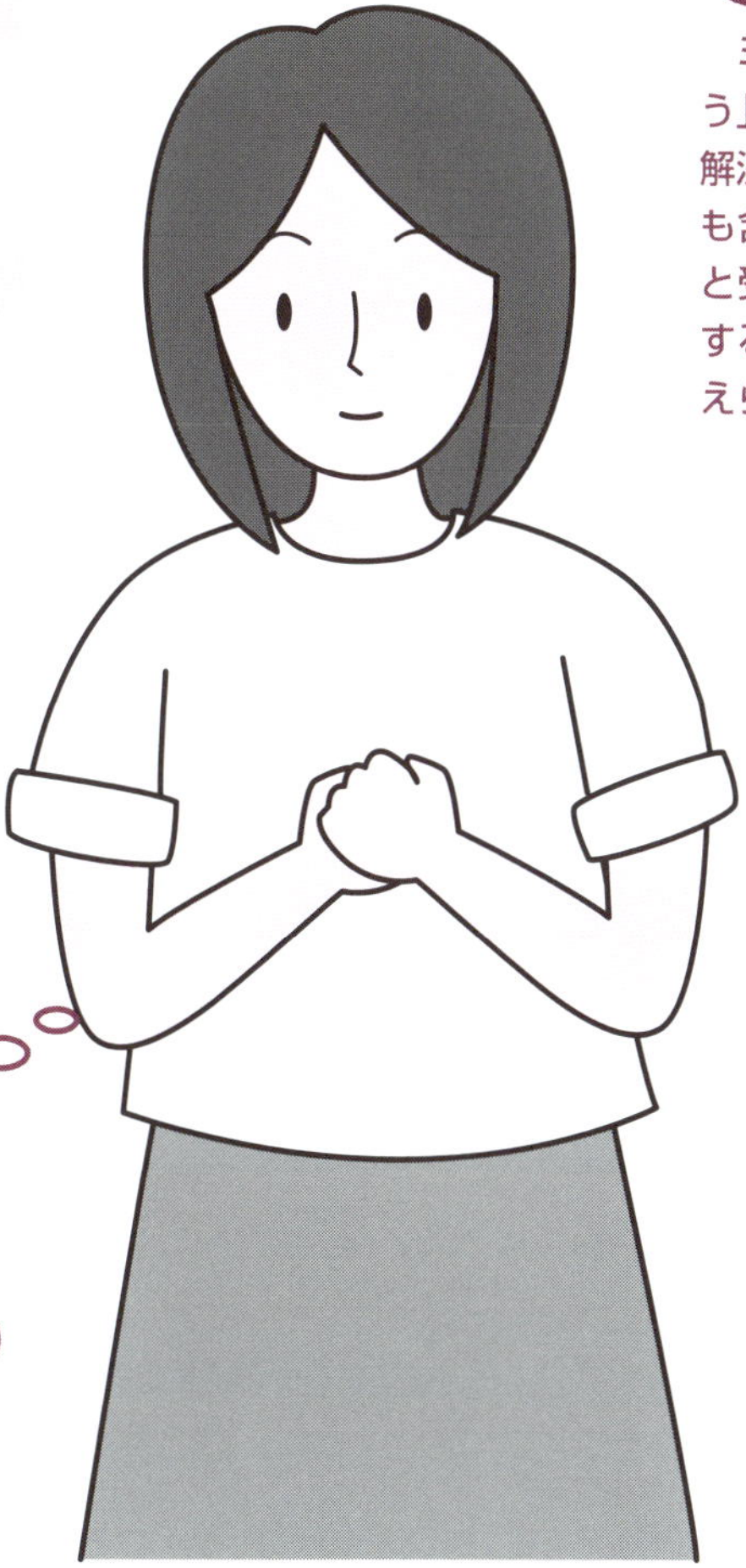

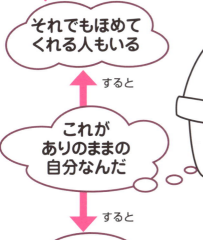

どうしよう
これが
ありのままの
自分なんだ
するとそれでもほめて
くれる人もいる
すると
困ることは
たくさんある。どう
したらいいかな

自分だけでできることは限界もある

自分でできる工夫を重ねることは重要です。しかし、すべての問題をカバーしきれるとは限りません。

自分ができること、苦手なことがみえてくる

苦手なことや困っていることを一人で抱え込んでいると、ミスが増えて周囲がよけいに困るという状況になりかねません。

それよりも、「これがありのままの自分なんだ」と受け入れると、考えを切り替えやすくなります。どのように手伝ってもらえばよいかを具体的に考えるほうが、結局、自分も周囲も負担が減ります。

他人の評価にふり回されにくくなる

自分をありのままに受け入れられると、注意された、叱られたといったことだけにふり回されず、プラスの評価にも目を向けられるようになります。

助けが必要なことを、具体的に考えられる

過剰な取りつくろいをせずにすみます。なにが苦手なのかをしっかり考え、対策を立てる余裕が出てきます。

◆苦手を隠さない②

率直に伝え、サポーターをみつけよう

苦手なことがあり、自分だけではカバーしきれない場合は、周囲の人に率直に伝え、サポートを頼みましょう。あなたに努力する姿勢があれば、助けてくれるサポーターは、必ずいます。

苦手なことを周囲の人に伝える

トラブルを減らすために、苦手なことを周囲の人に理解してもらうように努めましょう。誠意をもって伝えることが大切です。

① 最初に伝える

取引先の人など、
失敗が許されない相手ほど、
早い段階で伝えておきましょう。
問題が起こってからでは、
言い訳ととられてしまいます。

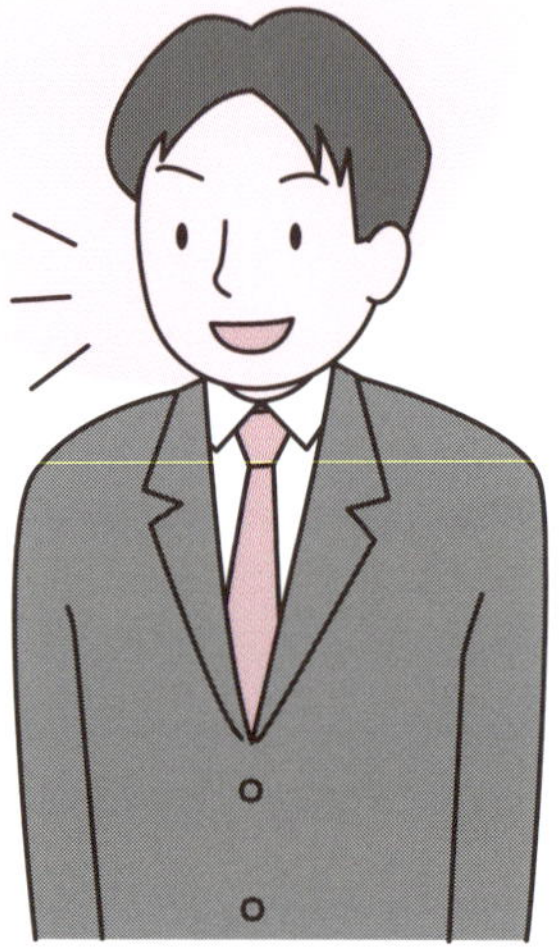
はじめまして、○○社の田中と申します。わたくし、少々そそっかしいところがあるのですが、精いっぱいがんばりますので、よろしくお願いいたします。

言い方によっては相手を怒らせる。言う前に上司に相談を

② ミスをしたら、すぐに謝る

ほんの少しの遅刻やちょっとした
忘れ物は、それじたいはささいなこと
だとしても、社会人としては
大きな失敗です。ミスがあったら、
すぐに謝りましょう。

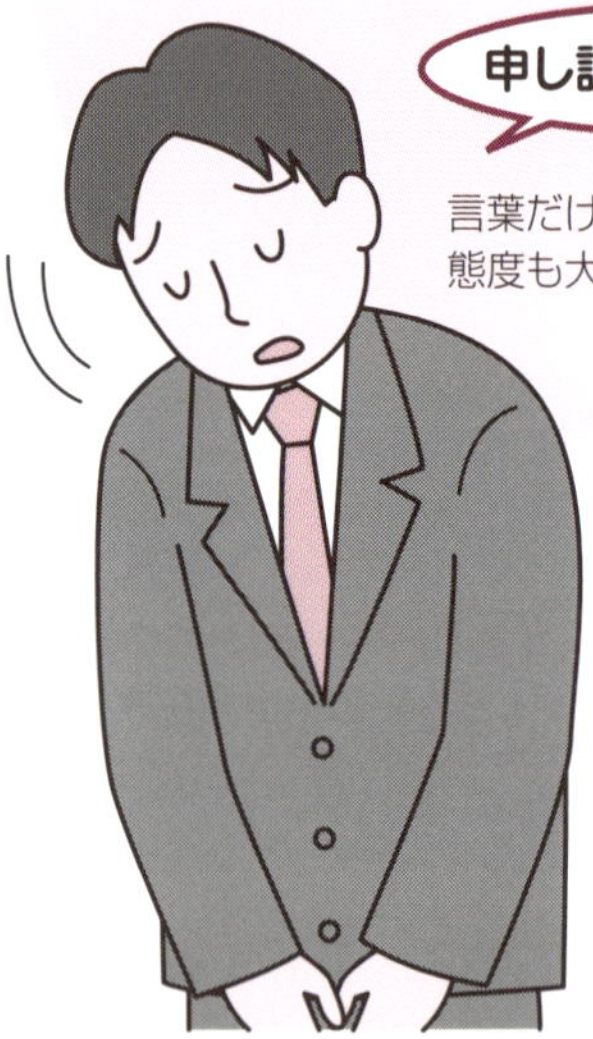
申し訳ございません

言葉だけでなく態度も大切

③ 自分自身が努力する

努力しだいで減らせるミスも
あります。また、失敗してしまっても、
誠意やがんばっている姿勢が
伝われば、相手の不快感も
少しは軽くなるでしょう。

自分の特性に合ったサポートをお願いする

自分の苦手なところを伝え、どのように助けてほしいかも、具体的に伝えます。まず自分で工夫し、そのうえで、プラスアルファの手助けを受けるようにします。

うっかりミスが多いなら

事前にチェックしてもらう

大切な書類はまず自分でチェックし、そのうえで、同僚に目を通してもらいます。相手が余裕をもってチェックできるよう、早めに渡しましょう。

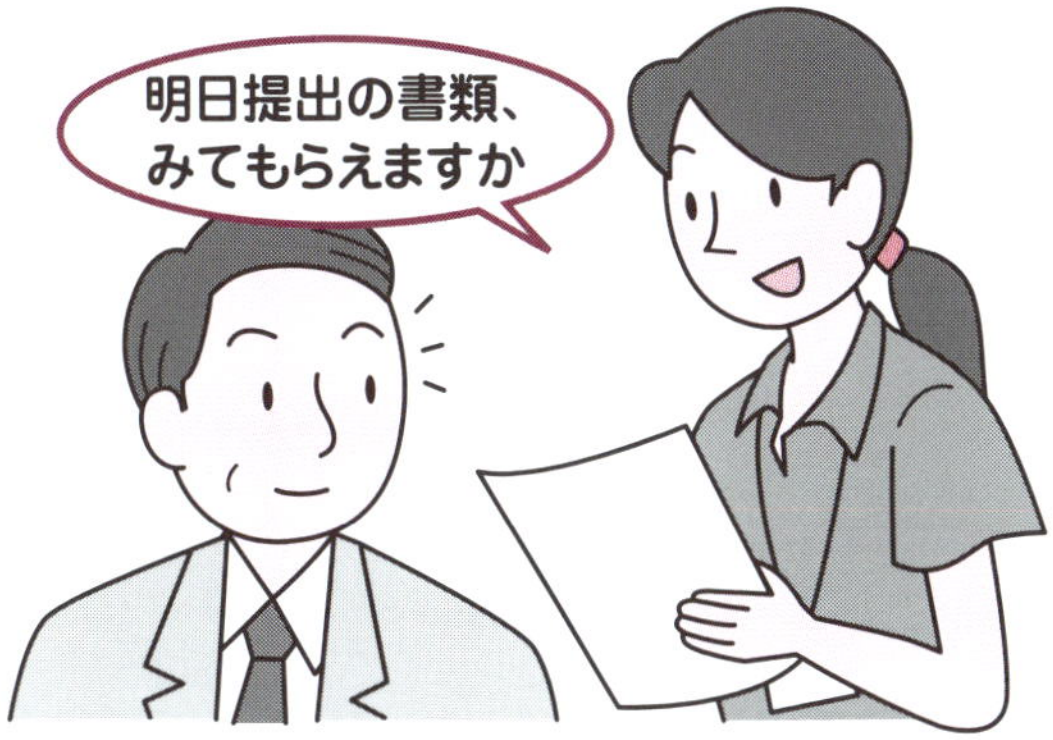
明日提出の書類、
みてもらえますか

相手の都合を聞いたうえで依頼

時間の管理が苦手なら

声かけしてもらう

時計の針を早めたり、携帯電話などのリマインダーを使いましょう。そのうえで、「今日の会議は絶対に遅刻できないので」と理由を添えて、時間になったら声をかけてもらうよう頼みます。

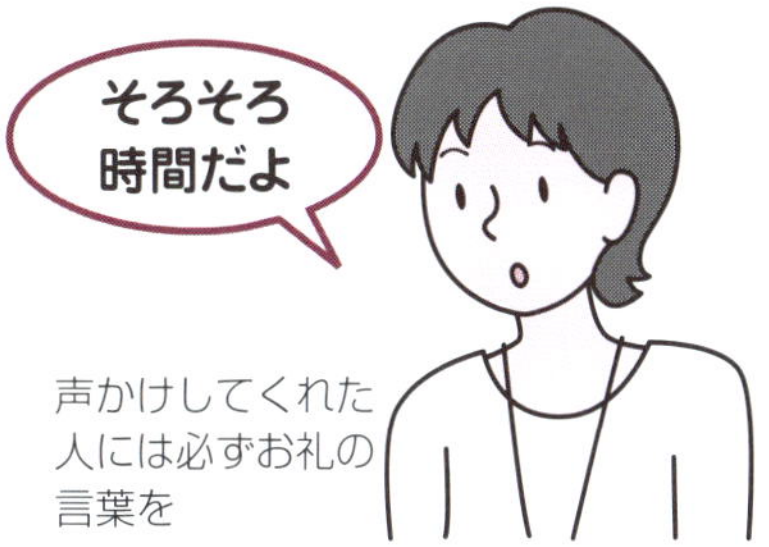
そろそろ
時間だよ

声かけしてくれた人には必ずお礼の言葉を

忘れっぽいなら

指示を文書でもらう

ちょっとした指示はメモで対応。複雑な指示の場合は、文書で渡してもらえるよう頼みましょう。

集中できないなら

集中しやすい環境を整える

不要なものが目につくと、気がそれます。机の上を片付け、今進めている作業に関係のないものはしまいます。周囲の了解が取れれば、カーテンやブラインドを閉めたり、使っていない会議室などに移動して、作業するのもよいでしょう。

相手の「想定外」をなくす

ミスや失敗は、周囲の人にとってみれば「想定外」のできごと。想定外の事態は怒りのタネにもなります。苦手なことを伝えるのは、手助けが得られやすいだけでなく、周囲にとっての想定外が減り、無駄な怒りを買いにくくなるという効果もあります。

手助けしてもらった感謝の気持ちを表し、努力を続ければ、きっとサポーターはみつかるでしょう。

◆マイ・ルールを手放す

「べき」は息苦しさの原因にもなる

よりよい自分になるために、目標やルールを決めている人は多いでしょう。しかし、その目標やルールが自分に合っていないと、達成できない自分に腹を立てることにもなりかねません。

決めつけると身動きが取れなくなる

自分に対する戒めや理想として、目標やルールを決めている人は多いでしょう。しかし、ときとして、このような「当然！」はマイナスになります。

自分のよいところより、正しいことを追求しがち

目標やルールを決めるときは、世間的に正しいとされていることを重視しがちです。しかし、目標を守ることが、自分を伸ばすとは限りません。

○○さんはいつも笑顔でやさしい人。母親はみんな、あのような人であるべき

身近な人をお手本とすることはよくあるが、人には個性があり、まったく同じようにふるまえるわけではない。無理をすればストレスがたまる

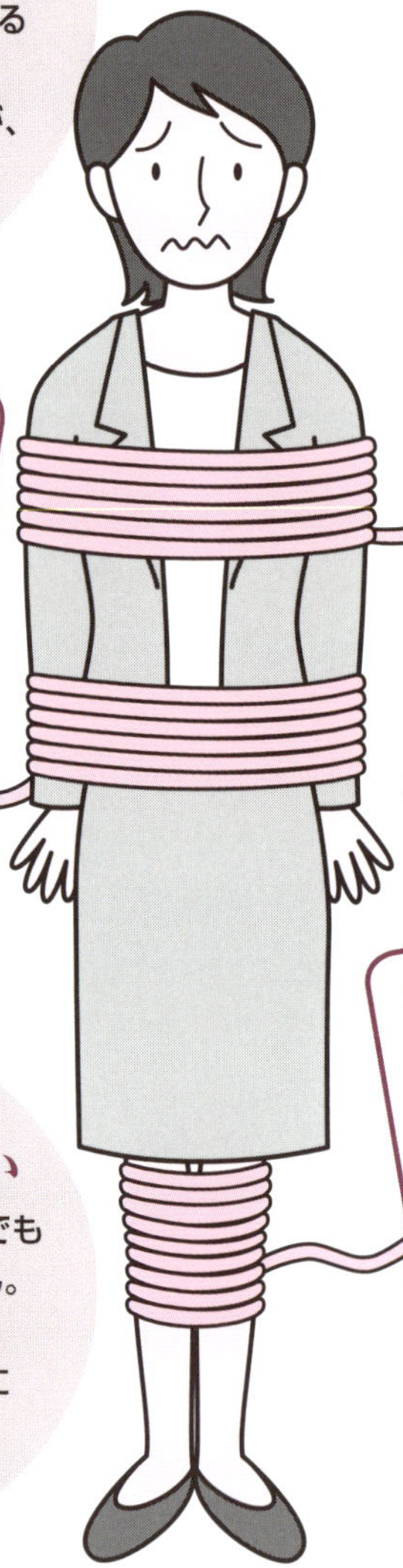

自分でつけたタグでがんじがらめに

ミスをしてはダメ！慎重になるべき

もちろんそのとおりだが、どんなに気をつけていても、ミスは起こる可能性がある。強く思い込むほど、失敗したときの落ち込みが大きくなる

ネバーギブアップ！がんばれば必ず成しとげられる！

可能な限り努力するのは大切。しかし、ただやみくもにがんばるだけではうまくいかないことも、本当はたくさんある

正しいことほど、逆らいにくい

これらは正論ですが、いつでも守れるわけではありません。しかし、正しいだけに、破ったときに、必要以上に罪悪感をもってしまいます。

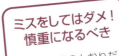

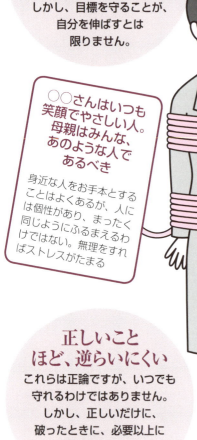

今の自分に合ったルールや目標を決める

大きな目標と小さな目標を組み合わせて立て、自分を追い込まないようにします。

最終目標は現実的に考える

「絶対」「べき」など、強い言葉は使わない。自分が最大限ハッピーになる目標を決めましょう。

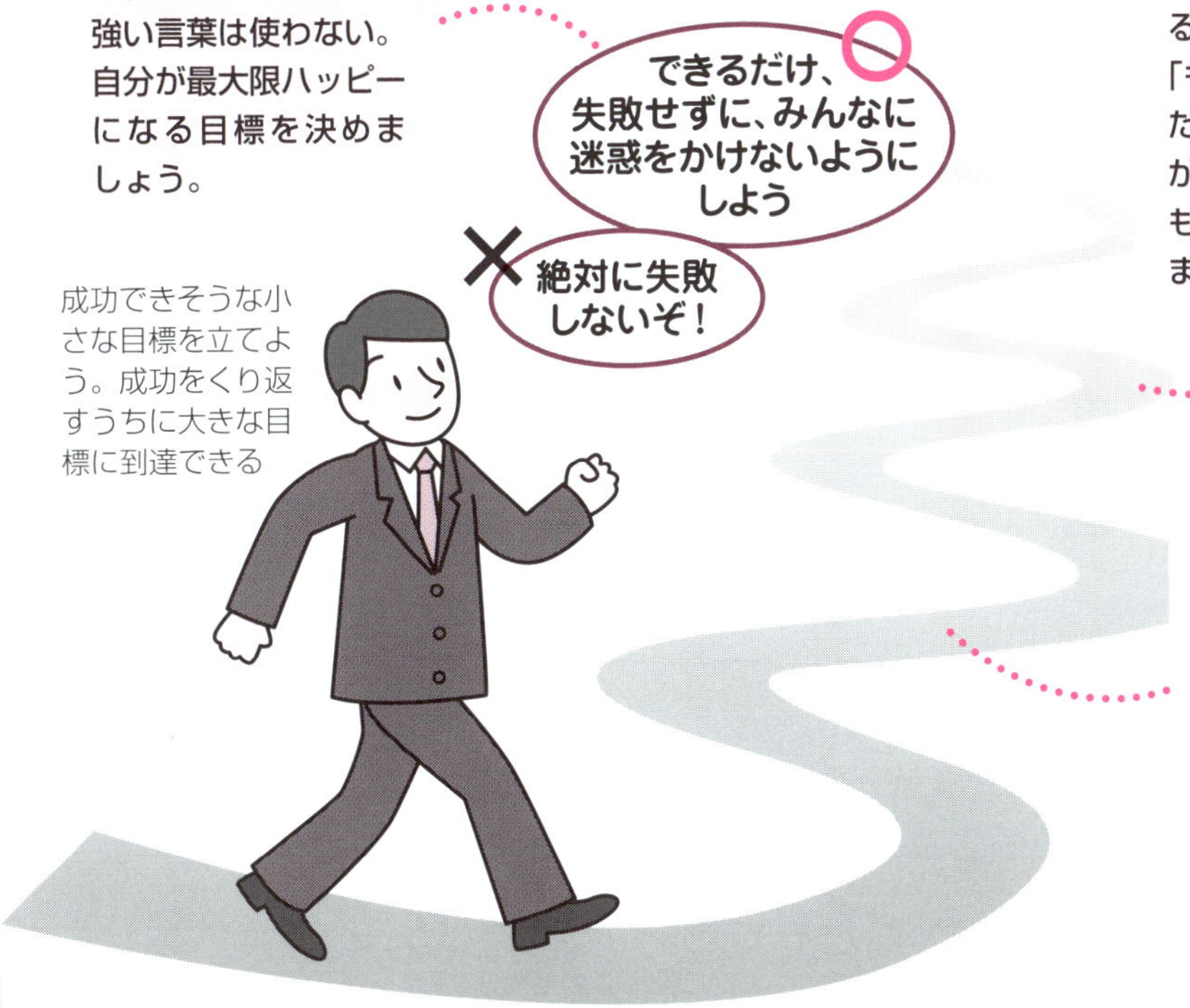
できるだけ、失敗せずに、みんなに迷惑をかけないようにしよう
絶対に失敗しないぞ！
成功できそうな小さな目標を立てよう。成功をくり返すうちに大きな目標に到達できる

例外は必ず起こる、と肝に銘じておく

目標達成だけを目指していると、ひとつ失敗しただけで、「もうダメだ」とすべてを失ったように感じがち。どんなにがんばっても、できないときもある、と忘れないようにしましょう。

小さな目標をこまめにクリアする

「1週間に1日でも、失敗しない日をつくる」「レポートの提出期限を守る」など、ちょっとがんばれば達成できる目標を立てます。成功したうれしさが、次へのはずみになります。

「べき」が個性を消してしまうことも

「べき」という言葉を、自分を律するために使う人は多いでしょう。しかし、「こうあるべき」と強く思い込むあまり、しらずしらずのうちに、負担がかかっている場合があります。

たとえば、「人は辛抱強くあるべき」と親から教えられ、「石の上にも三年」という座右の銘（ルール）をもっていたけれど、本来は好奇心旺盛な人だった場合、この座右の銘は、本人の長所を曲げてしまいます。

正しいことでも、誰にでも合うとは限らないのです。

自分のためになっているか、見直して

目標やマイ・ルールをもつことはよいことですが、それが今の自分に合っているか、ときどき見直しましょう。自分に合わない、無理な目標は、どんなに正しくても、意味がありません。

◆やりすごす

考えても変わらないことは、考えない

失敗してしまった、思わず怒ってしまった……。このような悩みはほうっておくと、どんどんたまります。どんなに考えても、過去は変えられません。どうしようもないことを手放す練習も大切です。

過去の失敗にとらわれない

失敗すれば、誰でも落ち込みます。しかし、「あのときこうしていたら」と考えれば考えるほど、失敗は深く心に刻まれていきます。

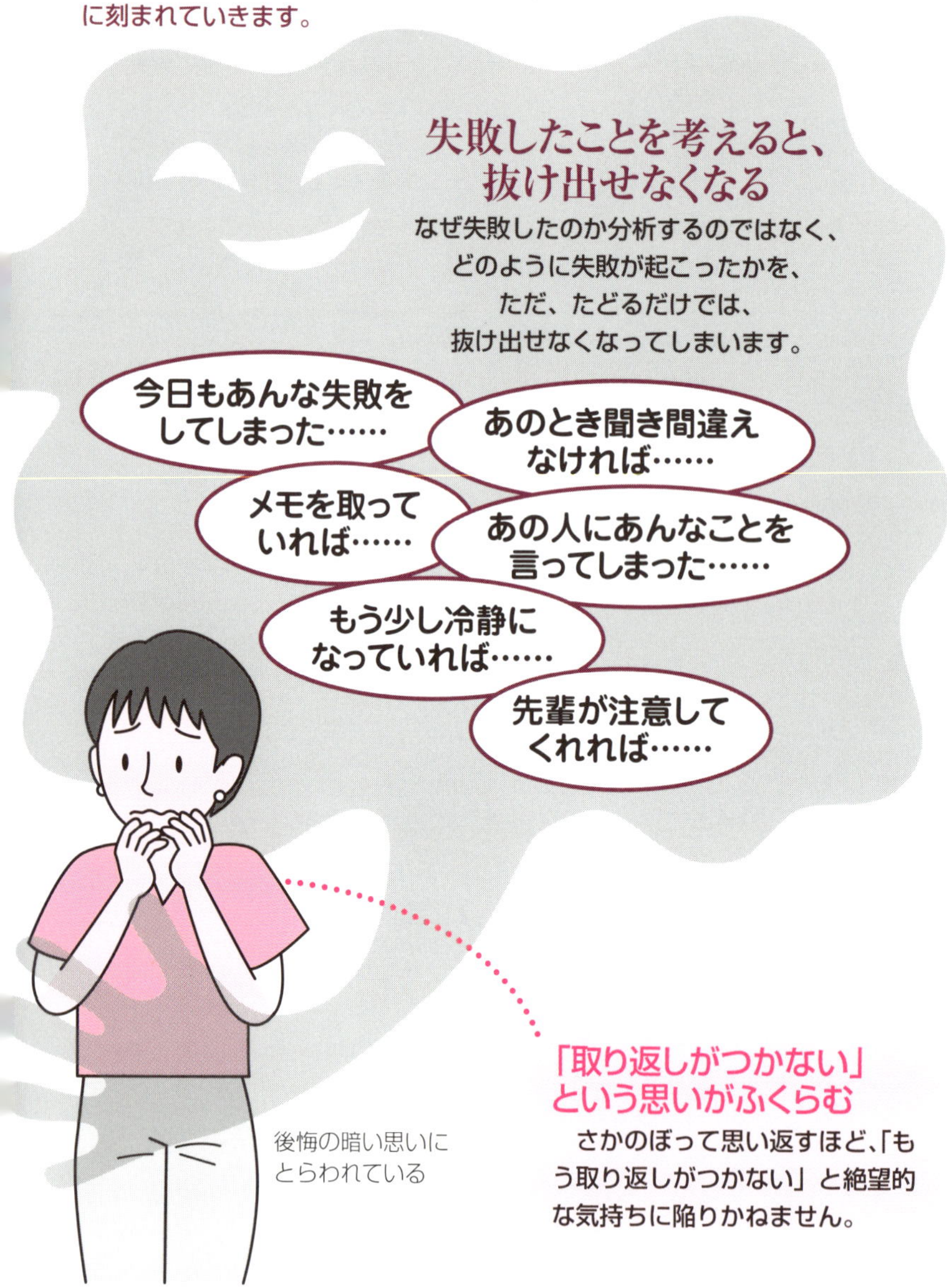

今日もあんな失敗をしてしまった……
あのとき聞き間違えなければ……
メモを取っていれば……
あの人にあんなことを言ってしまった……
もう少し冷静になっていれば……
先輩が注意してくれれば……
後悔の暗い思いにとらわれている

失敗したことを考えると、抜け出せなくなる

なぜ失敗したのか分析するのではなく、どのように失敗が起こったかを、ただ、たどるだけでは、抜け出せなくなってしまいます。

「取り返しがつかない」という思いがふくらむ

さかのぼって思い返すほど、「もう取り返しがつかない」と絶望的な気持ちに陥りかねません。

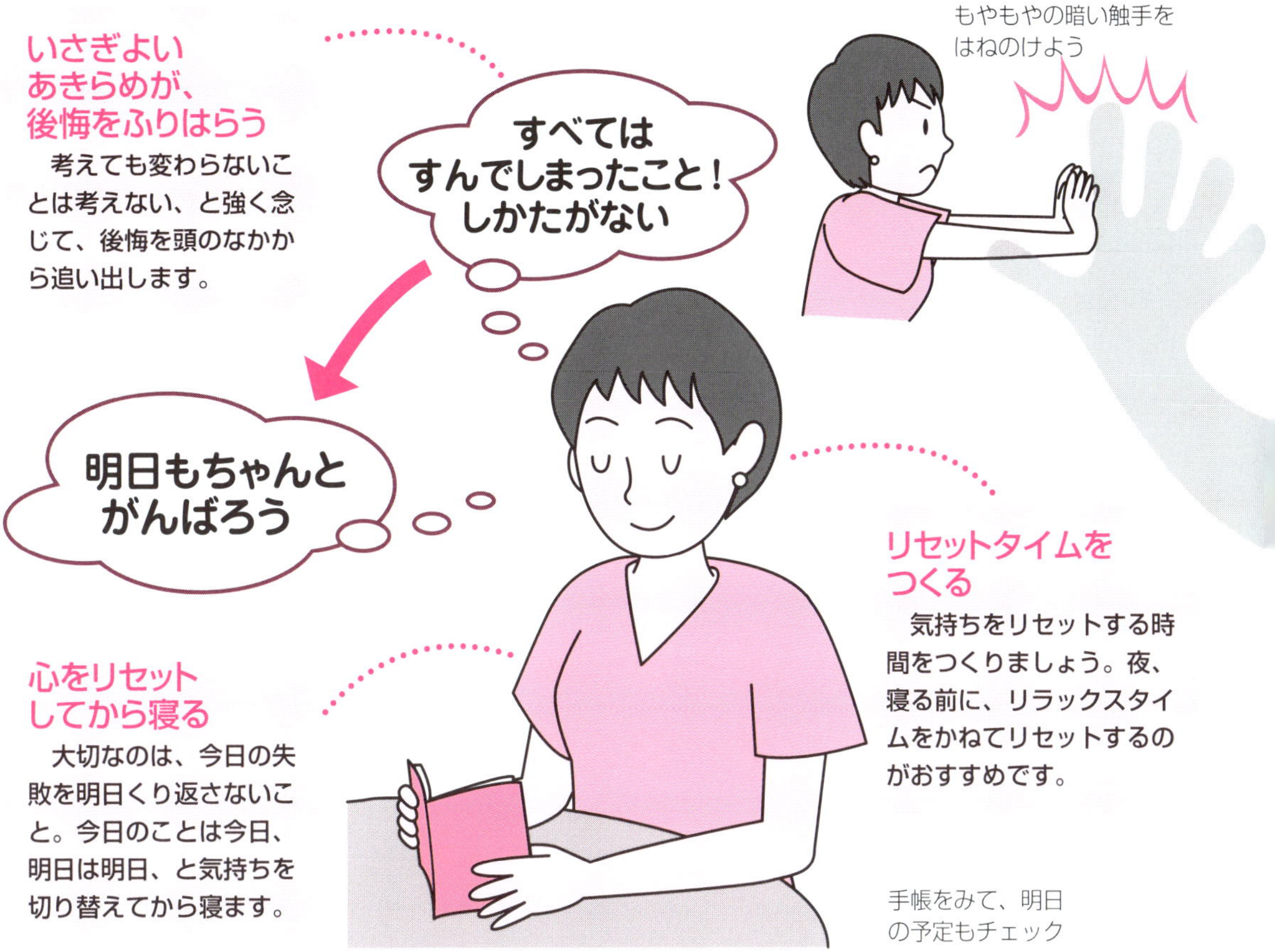
もやもやの暗い触手をはねのけよう
すべてはすんでしまったこと！しかたがない
明日もちゃんとがんばろう
手帳をみて、明日の予定もチェック

いさぎよいあきらめが、後悔をふりはらう

考えても変わらないことは考えない、と強く念じて、後悔を頭のなかから追い出します。

リセットタイムをつくる

気持ちをリセットする時間をつくりましょう。夜、寝る前に、リラックスタイムをかねてリセットするのがおすすめです。

心をリセットしてから寝る

大切なのは、今日の失敗を明日くり返さないこと。今日のことは今日、明日は明日、と気持ちを切り替えてから寝ます。

後悔よりも次を考える

起こったことを、あとから「ああすればよかった」「なんであんなことをしたんだろう」とくよくよ思い悩み、悔やむのが「後悔」です。過去より未来のことを「次はこうしよう」と考える習慣をつけましょう。

後悔はとめどなく続きがちで、ともすれば自分や周囲への怒りを引き起こします。対策を立てる習慣をつければ、思考がポジティブになり、怒りのタネになりにくいのです。

がんばれば失敗も減り、よいサイクルになる

対策を立てたら、あとは実行あるのみ。その対策がうまく実行できなかったら、別の対策を立てればよいのです。

自分に合った対策がみつかり、実行すれば、おのずと失敗が減ります。すると、自分を責めたり、思い悩む時間も少なくなります。

◆ハッピー・ログ

好きなことや、いいイメージで心を耕す

怒りにエネルギーを吸い取られたり、ストレスや落ち込みで押しつぶされたり……。不安定なほど、心の疲れがたまります。心のエネルギーチャージも忘れないようにしましょう。

「イイネ!」が心を軽くする

身のまわりのちょっといいこと、うれしいことにどんどん目を向けましょう。思わず笑顔になるとき、心も軽くなります。

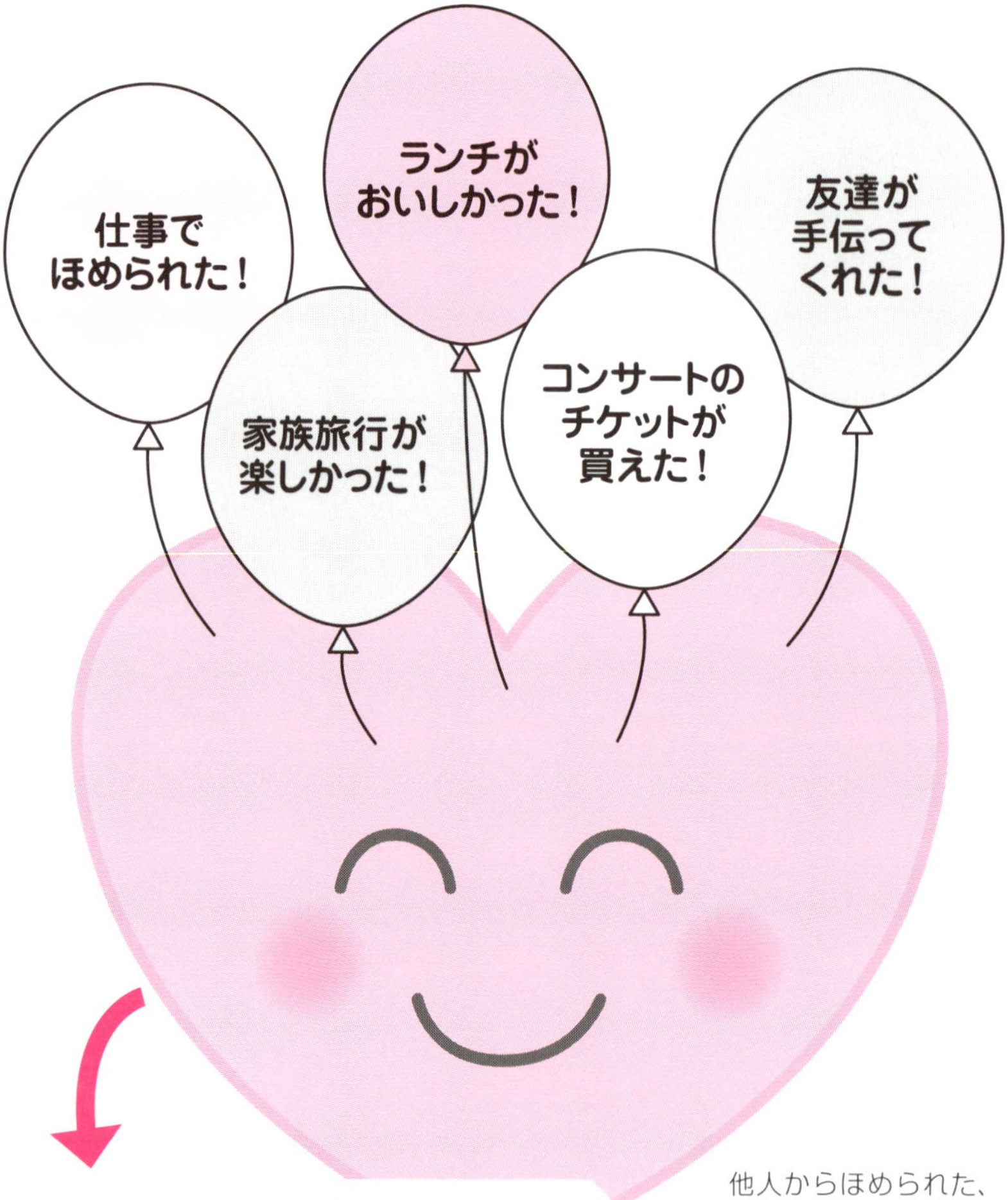
仕事でほめられた!
ランチがおいしかった!
友達が手伝ってくれた!
家族旅行が楽しかった!
コンサートのチケットが買えた!

他人からほめられた、評価されたことも大切ですが、自分でみつけたこと、経験したことにどんどん目を向けて

心が落ち込みすぎるのを防ぐ

楽しさ、うれしさ、感謝の気持ちは、心を軽く、やわらかくします。すると、多少のストレスがかかってもはね返すことができますし、落ち込んでも、早く回復できるようになります。

いいことを集めて「ハッピー・ログ」をつくる

いいことは瞬間、瞬間で楽しむだけでなく、ふり返って味わえます。いいことを集めた「ハッピー・ログ」をつくりませんか。怒りはすぐに手放し、いいことは長く楽しみましょう。

家族といっしょに「ハッピー・カレンダー」をつくる

家族の予定を書き込むカレンダーに、みんなでうれしいことを書き込むのもよいでしょう。

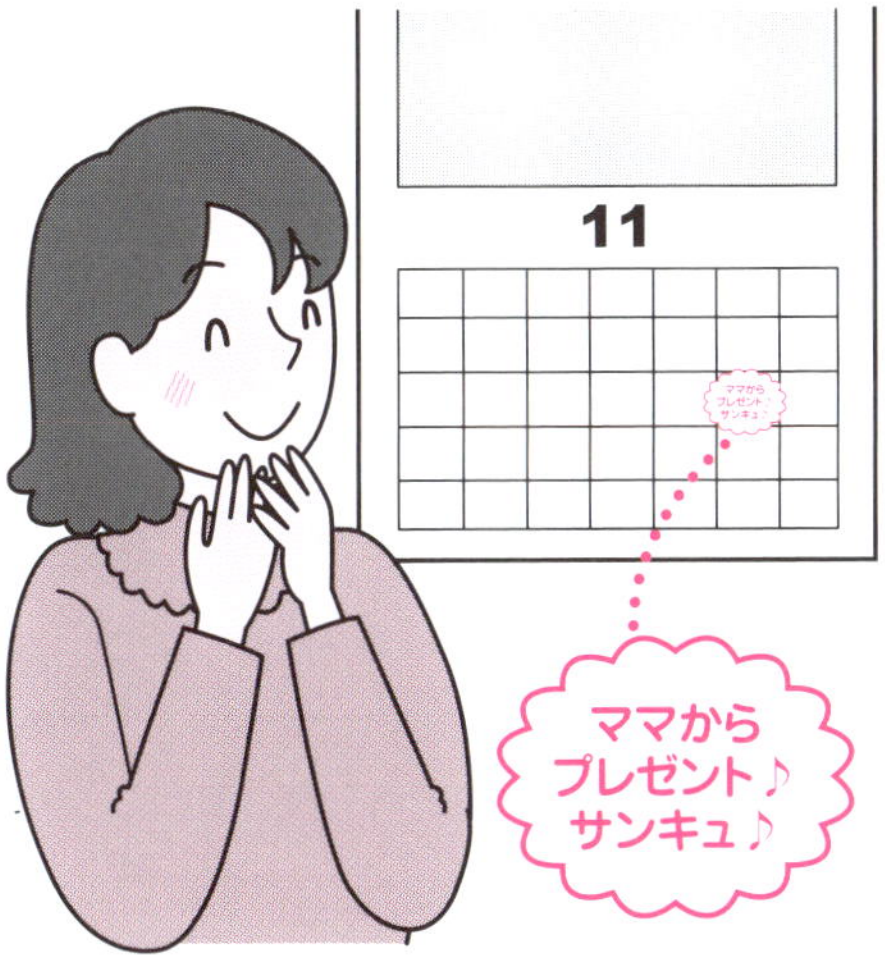

「ありがとう」と直接言うのが照れくさいときは、カレンダーを介して感謝の気持ちを伝えよう

手帳に「ハッピー・ログ」をつくる

うれしかったこと、楽しかったことをメモしておきましょう。落ち込んだとき、悲しいときに見返すこともできます。

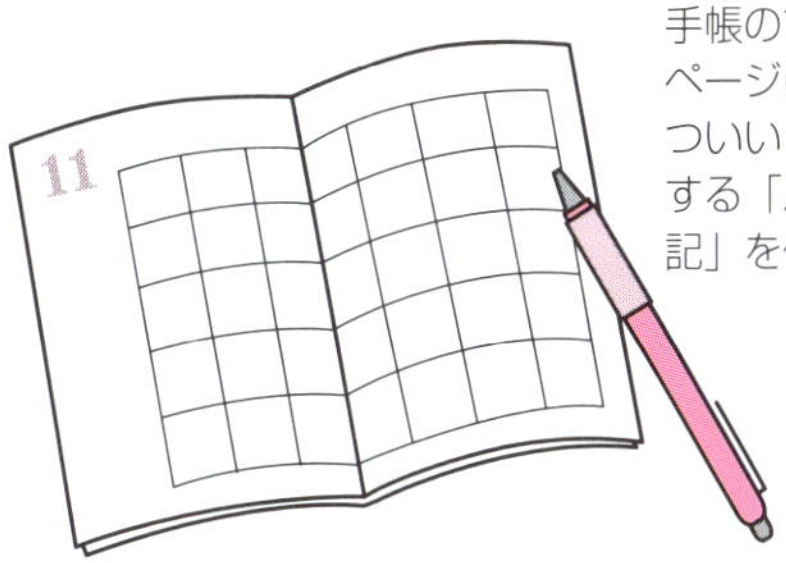

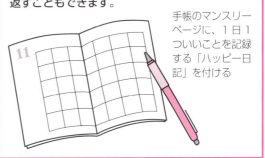

手帳のマンスリーページに、1日1ついいことを記録する「ハッピー日記」を付ける

「ハッピー・フォルダ」をつくる

うれしいことを自分宛てにメールし、「ハッピー・フォルダ」に保存しておきます。

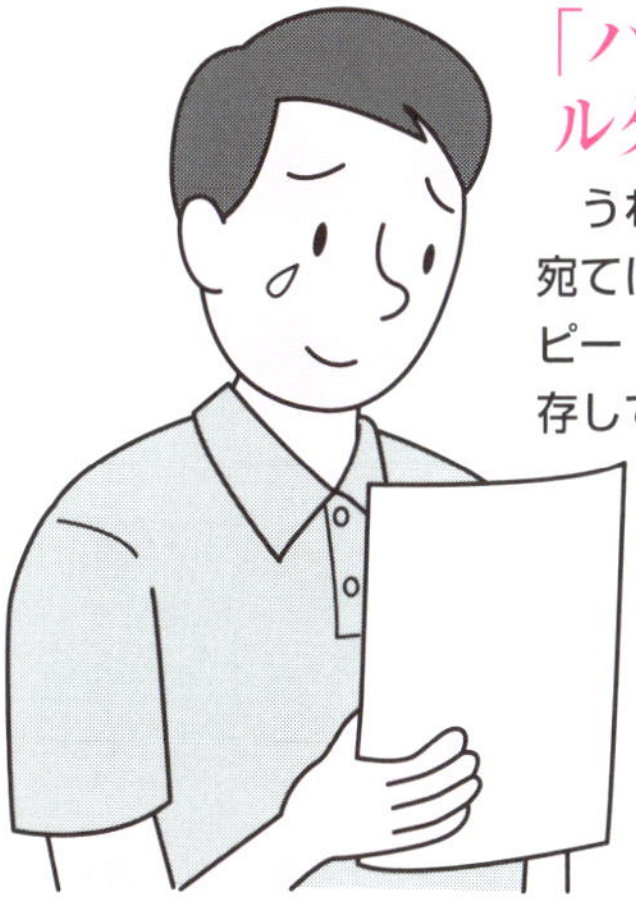

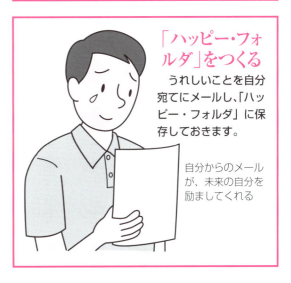

自分からのメールが、未来の自分を励ましてくれる

自分にごほうびをあげよう

がんばっている自分にごほうびをあげるようにしましょう。

特別なイベントも心を盛り上げますが、それだけでは効果は続きません。大切なのは、日常のちょっとしたことを楽しみ、感謝するよう心がけること。「ハッピー・ログ」をつくったり、人からもらったうれしいプレゼントや手紙をキープしておくのもよいでしょう。

◆関係貯金を増やす

感謝が人間関係をスムーズにする

人から手伝ってもらったら「ありがとう」、ミスをして迷惑をかけたら「ごめんなさい」。当たり前のことですが、このひと言が、あなたと周囲の人との関係にプラスの「貯金」をもたらします。

よい人間関係をどんどんためる

自分からの「ギブ」を増やし、ダメージはできるだけ少なくするよう努めます。プラスを増やし、マイナスを減らすことで、人間関係の「貯金」はどんどんたまります。

1. とにかく謝る

まずは迷惑をかけた相手に謝ります。失敗にすぐに気づけなかった場合も、「もう時間がたってしまったから」は禁物。気づいたときに、すぐに謝ります。

2. 対策を立てる

同じ失敗をくり返さないように、どうすればよいか対策を立て、実行します。

3. 同じ失敗をなるべくくり返さない

失敗を完全になくすのはむずかしくても、対策を見直すなど、できることはたくさんあります。けっして、あきらめないこと。

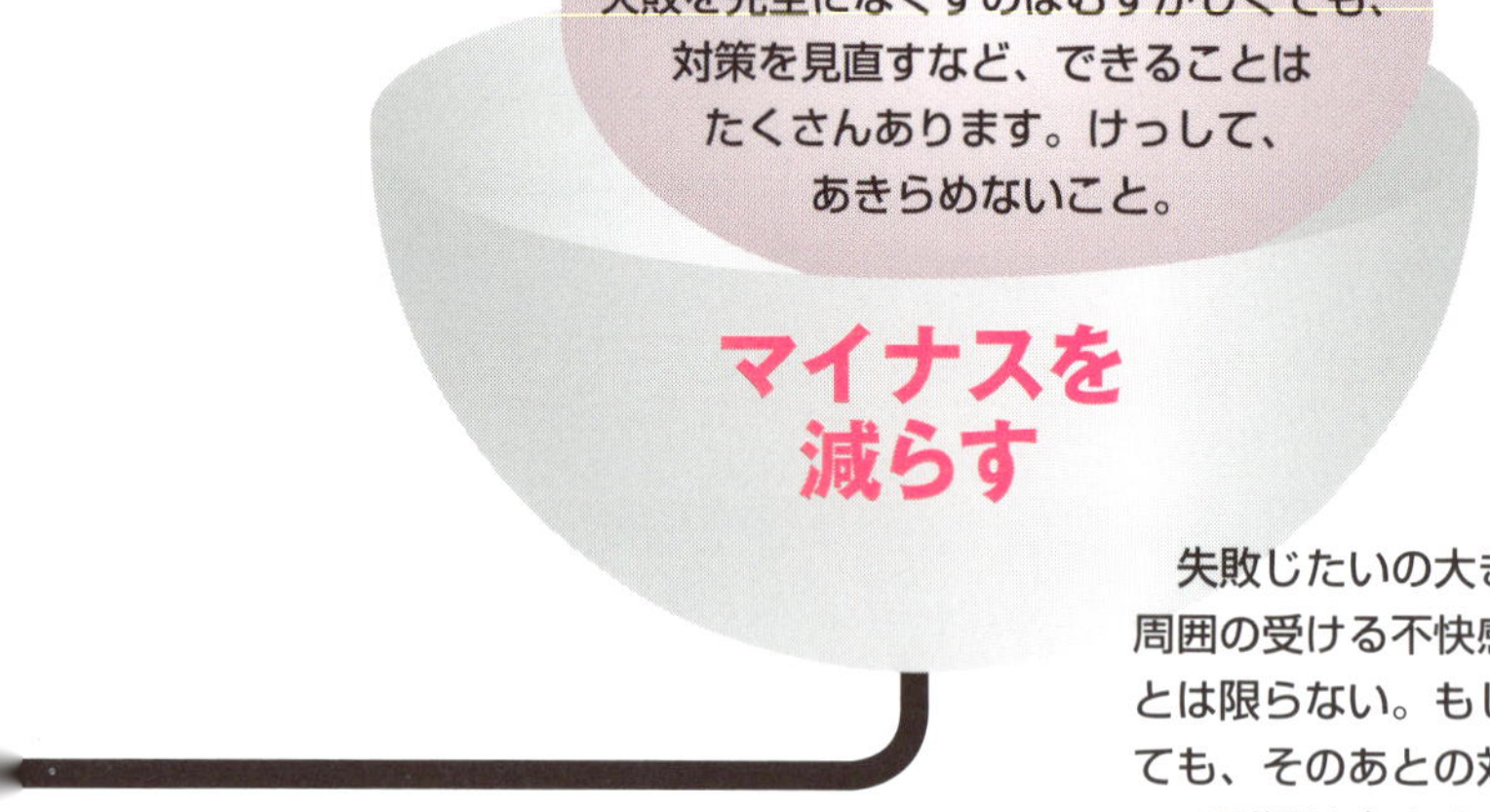

失敗じたいの大きさと、周囲の受ける不快感が同じとは限らない。もし失敗しても、そのあとの対応しだいで影響は小さくできる。

●失敗を開き直ってはいけない

ミスしてしまう自分を責めすぎず受け入れるのと（→ P87）、失敗したことを開き直るのはちがいます。努力をやめてしまえば、周囲も手を差し伸べるのをやめるでしょう。

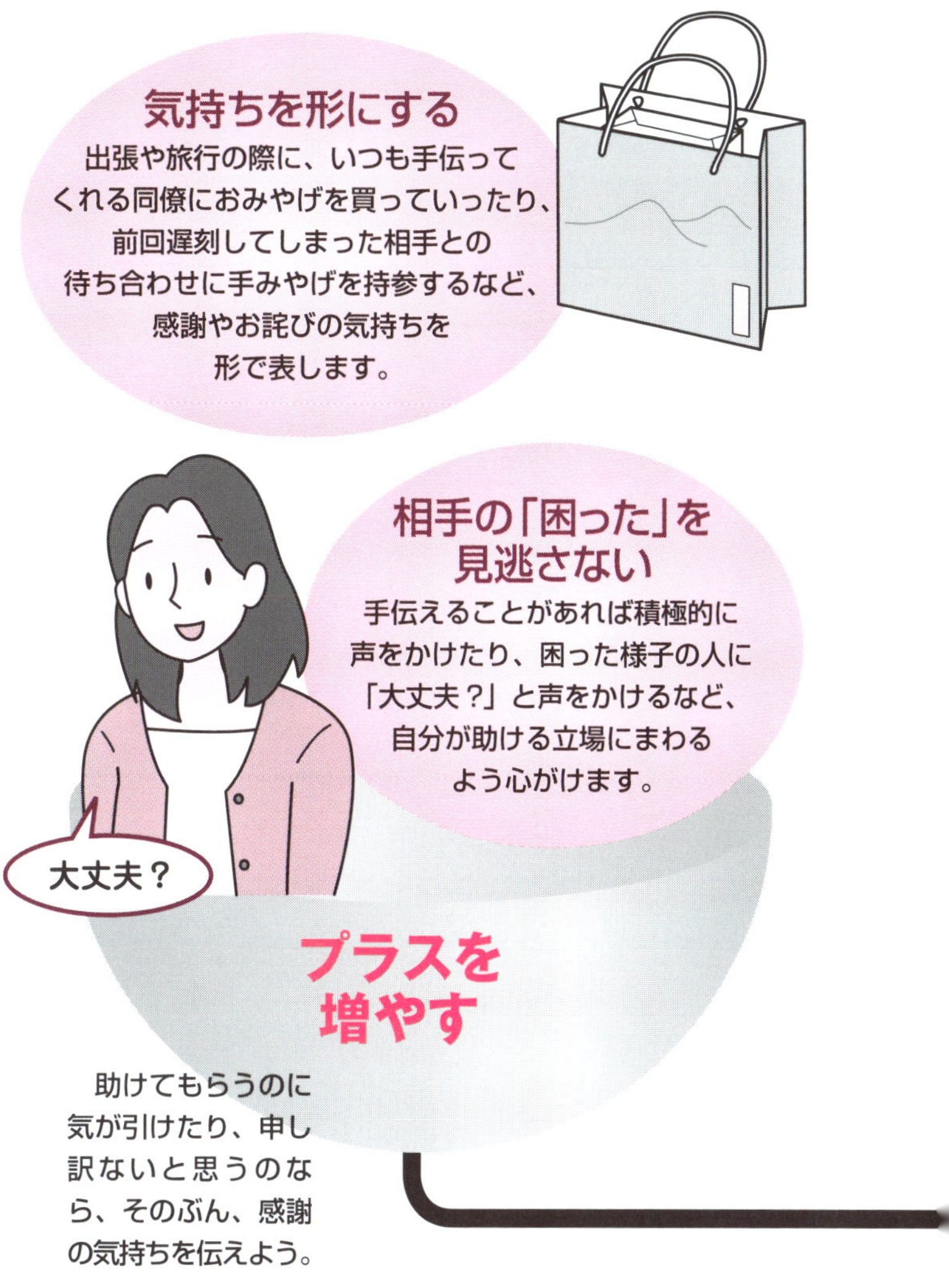
気持ちを形にする
出張や旅行の際に、いつも手伝ってくれる同僚におみやげを買っていったり、前回遅刻してしまった相手との待ち合わせに手みやげを持参するなど、感謝やお詫びの気持ちを形で表します。
相手の「困った」を見逃さない
手伝えることがあれば積極的に声をかけたり、困った様子の人に「大丈夫？」と声をかけるなど、自分が助ける立場にまわるよう心がけます。
大丈夫？
プラスを増やす
助けてもらうのに気が引けたり、申し訳ないと思うのなら、そのぶん、感謝の気持ちを伝えよう。

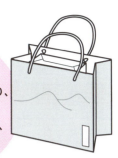

●自分も相手もギブ&テイクになるようにする

手伝ってもらうだけでは心苦しいし、自信をもちにくくなります。自分にできることを工夫して、お互いにハッピーになるよう心がけましょう。

「ありがとう」と言い換える

謝るだけでなく、お礼を伝えるときも「すみません」と言っていませんか。感謝の言葉を「ありがとう」に換えてみましょう。言うときの気持ちも、伝わるニュアンスも、前向きに変わります。

できることを考えよう

失敗のダメージを減らすだけでなく、周囲の人との関係をプラスにしていく工夫も欠かせません。おみやげなどの「もの」も、ひとつの方法ですが、より大切なのは、自分にできることはないか、積極的に考える姿勢です。

ADHDの特性があると、うっかりや失言が起こりがちですが、そこは「誠意」でカバー。もともと気配りができるタイプなら、ほかの人が嫌がる仕事を引き受けたり、機転をきかせて行動したりといった姿勢が、周囲の人との関係をよくします。

コラム

体をほぐすと、心もやわらかくなる

怒りを汗で洗い流そう

モヤモヤやストレスを発散させるのにおすすめなのが、体を動かすこと。特に、多動のタイプには最適です。運動は、心にたまった負のエネルギーを追い出すのに役立ちますし、あとには爽快感というおまけまでついてきます。

ジョギングもよいですし、ちょっと早歩きするだけでも効果があります。ぜひ、体を動かす時間を、生活に取り入れてください。

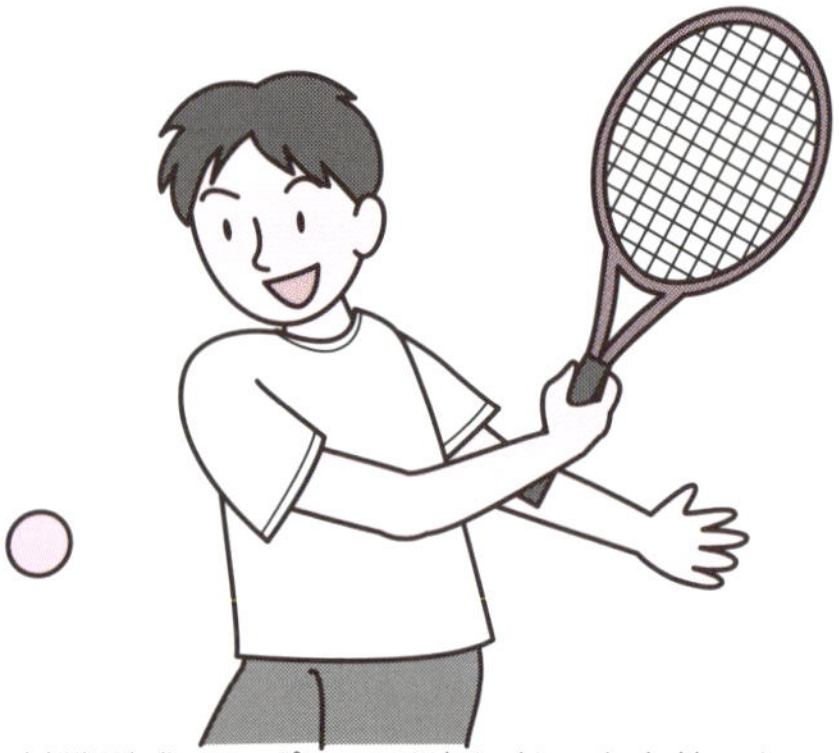

対戦形式のスポーツは楽しむことを第一に。勝負にこだわると、負けがストレスのもとに

汚れとともに怒りを消し去ろう

ストレス解消法として意外によいのが、掃除です。みんなが使う洗面所や風呂場、玄関……といった場所を、いつもよりていねいに掃除してみましょう。

体を動かすので、運動と同じ効果があります。しかも汚れといっしょにストレスも一掃。きれいになった家をみると、あなたも家族も気持ちがよくなったと実感できるはずです。

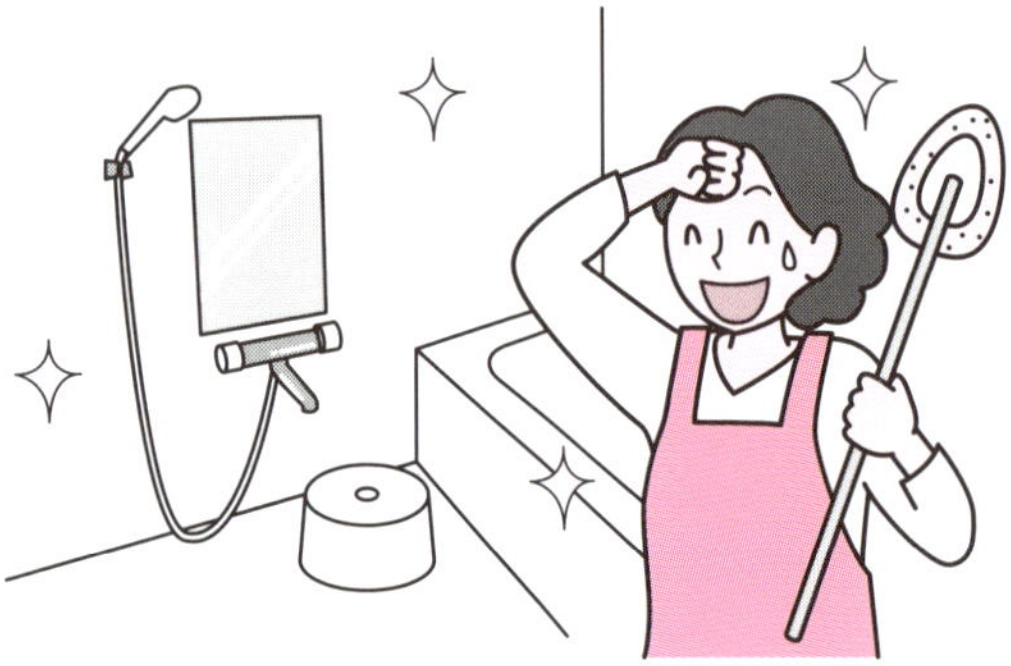

きれいになると心のなかまでスッキリ。リラックス効果もアップ

健康ライブラリー
イライラしない、怒《おこ》らない
ADHDの人《ひと》のための アンガーマネジメント

2016年11月28日 第1刷発行
2025年 6 月13日 第9刷発行

監 修	高山恵子（たかやま・けいこ）
発行者	篠木和久
発行所	株式会社講談社 東京都文京区音羽二丁目12-21 郵便番号 112-8001 電話番号 編集 03-5395-3560 販売 03-5395-5817 業務 03-5395-3615
印刷所	TOPPANクロレ株式会社
製本所	株式会社若林製本工場
N.D.C. 493 98p 21cm	
©Keiko Takayama 2016, Printed in Japan	

KODANSHA

定価はカバーに表示してあります。
落丁本・乱丁本は購入書店名を明記の上、小社業務宛にお送りください。送料小社負担にてお取り替えいたします。なお、この本についてのお問い合わせは、第一事業本部企画部からだとこころ編集宛にお願いします。

ISBN978-4-06-259855-2

■監修者プロフィール
高山恵子（たかやま・けいこ）
NPO法人えじそんくらぶ代表。ハーティック研究所所長。臨床心理士。薬剤師。玉川大学教育学部大学院非常勤講師、昭和大学薬学部兼任講師。昭和大学薬学部卒。その後10年間学習塾経営。1997年アメリカ・トリニティー大学大学院教育学修士課程修了。1998年同大学院ガイダンスカウンセリング修士課程修了。帰国後、ADHDを中心に高機能の発達障害の当事者と家族のための会「えじそんくらぶ」設立。ADHD等の発達障害のある人のカウンセリングや教育を中心に家族支援、キャリア就労支援など。セミナー講師としても活躍中。主な著書に『実践！ストレスマネジメントの心理学』、『ありのままの自分で人生を変える』（いずれも共著／本の種出版）。『発達障害に気づかなかったあなたが自分らしく働き続ける方法』（すばる舎）など。

■協力（P22－23）
小浜ゆかり
（NPO法人わくわくの会さぽーとせんたーｉ所長、作業療法士）

NPO法人えじそんくらぶ http://www.e-club.jp/

■参考資料

高山恵子・平田信也著『実践！ストレスマネジメントの心理学』本の種出版
高山恵子・平田信也著『ありのままの自分で人生を変える 挫折を生かす心理学』本の種出版
榊原洋一・高山恵子著『図解 よくわかる大人のADHD』ナツメ社
アルボムッレ・スマナサーラ著『怒らない練習』サンガ
司馬理英子著『よくわかる大人のADHD〈注意欠如／多動性障害〉』主婦の友社
安藤俊介著『「怒り」のマネジメント術』朝日新聞出版
ケン・ヴェルニ著、中野信子監訳『図解 マインドフルネス―しなやかな心と脳を育てる―』医道の日本社
●以下はえじそんくらぶの小冊子
高山恵子・伊藤圭子著『みんなのためのストレスマネジメント3つのヒント』NPO法人えじそんくらぶ
高山恵子・藤田晴美著『パパのストレスマネジメント3つのヒント』NPO法人えじそんくらぶ

●編集協力　オフィス201　原かおり
●カバーデザイン　谷口博俊(next door design)
●カバーイラスト　おおの麻里
●本文デザイン　勝木デザイン
●本文イラスト　後藤 繭　千田和幸

講談社　健康ライブラリー　スペシャル

「大人のADHD」のための段取り力

司馬クリニック院長
司馬理英子　監修

頻発する遅刻や忘れ物、片づけられない……。
5つの課題に取り組んで段取り力を身につけよう！

ISBN978-4-06-259696-1

大人の発達障害 生きづらさへの理解と対処

精神科医
市橋秀夫　監修

働き方、会話の仕方、仕事の選び方を徹底解説。
もう、職場で困らない、人間関係に悩まない！

ISBN978-4-06-513315-6

「大人のADHD」のための片づけ力

司馬クリニック院長
司馬理英子　監修

毎日イライラ、失敗の連続は、片づけられないせい？
ADHDの人向け片づけ術を徹底図解！

ISBN978-4-06-259868-2

職場の発達障害 ADHD編

昭和大学附属烏山病院発達障害医療研究所
太田晴久　監修

ADHDの人や上司・同僚が
働きやすくするためのスキルを徹底解説。

ISBN978-4-06-517749-5

講談社　健康ライブラリー　イラスト版

新版　大人の発達障害に気づいて・向き合う完全ガイド

臨床心理士・臨床発達心理士・公認心理師
黒澤礼子　著

すぐに使える「記入式シート」で
発達障害の傾向と対応策がわかる。

ISBN978-4-06-512133-7

女性のADHD

どんぐり発達クリニック院長
宮尾益知　監修

幼い頃からおしゃべり、いつも予定がいっぱい……
男性とは違う特性の現れ方と対応法を徹底解説！

ISBN978-4-06-259799-9

発達障害の子どもの実行機能を伸ばす本

NPO法人えじそんくらぶ代表
高山恵子　監修

子どもの自立を考えるなら、まず実行機能を理解し
伸ばしましょう。サポートのコツは「相性」です。

ISBN978-4-06-523128-9

自閉症スペクトラムがよくわかる本

信州大学医学部子どものこころの発達医学教室教授
本田秀夫　監修

原因・特徴から受診の仕方、育児のコツまで、
基礎知識と対応法が手にとるようにわかる！

ISBN978-4-06-259793-7